百病自疗图解丛书

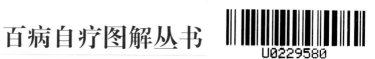

拔除百病

主　编　孟向文
编　委　（按姓氏笔画排序）
　　　　王　颖　牛　耕　朴盛爱
　　　　吕文韬　朱成慧　刘亚凤
　　　　张　阔　纪　珺　徐　媛

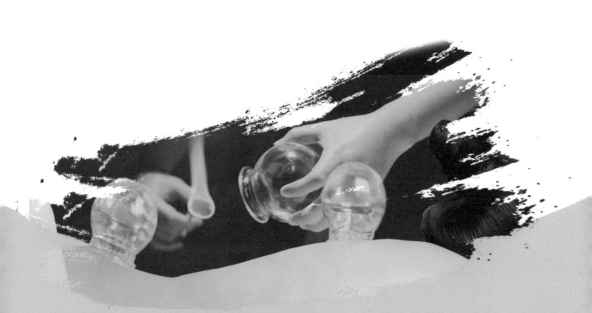

中国医药科技出版社

内 容 提 要

本书理论与实用并重，图解介绍了拔罐疗法的一些常识，详尽介绍了罐疗在常见病症中的应用。这些方法大多操作简单，易于为人们掌握，且行之有效。本书可以作为中医爱好者的参考资料，对家庭日常保健也有很高的实用价值。

图书在版编目（CIP）数据

拔除百病 / 孟向文主编 . — 北京：中国医药科技
出版社，2016.8
（百病自疗图解丛书）
ISBN 978-7-5067-8502-0

Ⅰ . ①拔… Ⅱ . ①孟… Ⅲ . ①拔罐疗法—图解
Ⅳ . ① R244.3-64

中国版本图书馆 CIP 数据核字（2016）第 105946 号

美术编辑 陈君杞
版式设计 麦和文化

出版 中国医药科技出版社
地址 北京市海淀区文慧园北路甲 22 号
邮编 100082
电话 发行：010-62227427 邮购：010-62236938
网址 www.cmstp.com
规格 710×1000mm $^1/_{16}$
印张 13 $^1/_2$
字数 251 千字
版次 2016 年 8 月第 1 版
印次 2016 年 8 月第 1 次印刷
印刷 北京盛通印刷股份有限公司
经销 全国各地新华书店
书号 ISBN 978-7-5067-8502-0
定价 **39.80 元**

拔罐疗法又名"火罐气""吸筒疗法"，古称"角法"，作为中医学传统治疗方法之一，是中医学的重要组成部分，经历了数千年的发展与积淀，内涵深邃，具有系统的理论体系、丰富的实践经验及显著的临床疗效。它通过通经活络、行气活血、祛风散寒、消肿止痛等作用达到健身祛病疗疾的目的。拔罐疗法不仅操作简便，疗效确切，而且经济实用又比较安全，十分适宜应用到老百姓日常的防病保健中。在崇尚自然健康的今天，拔罐疗法日益为大众所推崇，甚至其影响已扩展至国外的许多国家。

前言
PREFACE

　　本书理论与实用并重，图解介绍了拔罐疗法的一些常识，详细介绍了罐疗在常见病症中的应用，笔者从内、外、妇、儿、皮肤、五官科介绍了多种家庭常见疾病的拔罐治疗方法。这些方法大多操作简单，易于为人们掌握，且行之有效。

　　作为一本通俗易懂、图文并茂、图示清晰的家庭用书，该书可以作为中医爱好者的日常参考资料，对家庭日常保健也有很高的实用价值。同时，也欢迎广大读者对书中存在的不足之处提出宝贵意见。

编者

2016年4月

目录
CONTENTS

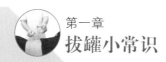

第一章
拔罐小常识

第一节　常用罐具及其特点 / 2
一、传统罐具 / 2
二、新型罐具 / 3
第二节　常用拔罐操作方法 / 4
一、火吸法 / 4
二、抽气吸法 / 6
第三节　常用罐法及其特点 / 7
一、火吸法 / 7
二、多罐法 / 7
三、闪罐法 / 8
四、留罐法 / 8
五、走罐法 / 8
六、刺络拔罐法 / 9
七、刮痧罐法 / 9
八、药罐法 / 9

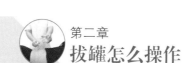

第二章
拔罐怎么操作

一、术前准备 / 12
二、器具准备 / 12
三、患者体位 / 12
四、清理消毒 / 14
五、具体施术 / 14
六、留罐时间 / 15
七、拔罐护理 / 15
八、拔罐治疗间隔与疗程 / 15
九、起罐方法 / 15
十、拔罐疗法常见反应及异常情况处理 / 16

一、拔罐的注意事项 / 18
二、拔罐的禁忌 / 18

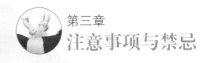

第三章
注意事项与禁忌

一、掌握禁忌证，必要时去医院
　　诊治 / 20
二、了解适宜与不宜进行拔罐操作的部位 / 20
三、采取有效的方法可避免火罐的烫伤 / 21
四、保持环境的温暖，选取适当的吸附力 / 21
五、罐子的清洁 / 21
六、对拔罐后水疱的处理 / 22

第四章
家庭拔罐疗法
　　与其注意事项

一、骨度分寸定位法 / 24
二、手指同身寸定位法 / 26

第五章
腧穴的定位方法

一、内关——安抚你的心和胃 / 28
二、合谷——牙痛是病也不怕 / 28
三、太冲——绿色降压法 / 29
四、大椎——感冒发热不再发愁 / 30
五、风门——治疗感冒疗效好 / 30
六、身柱——止咳定喘有特效 / 31
七、大杼至大肠俞——强身健体调气血 / 32
八、命门——生命之门户 / 32
九、神阙——肠炎腹痛腹泻有特效 / 33
十、气海——培补元气益肾精 / 33
十一、足三里——强壮身体长寿穴 / 34
十二、三阴交——调补气血益健康 / 35
十三、涌泉——缓解腰酸背痛 / 35

第六章
单穴一拔灵

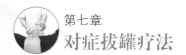

第七章
对症拔罐疗法

第一节　内科病证 / 38

一、感冒 / 38

二、咳嗽 / 41

三、哮喘 / 45

四、头痛 / 48

五、眩晕 / 52

六、面瘫 / 56

七、呃逆 / 59

八、呕吐 / 63

九、胃痛 / 67

十、腹痛 / 72

十一、泄泻 / 76

十二、痢疾 / 80

十三、便秘 / 84

十四、癃闭 / 88

十五、阳痿 / 91

十六、失眠 / 94

十七、痹证 / 98

十八、肥胖症 / 102

第二节　妇科病证 / 106

一、月经不调 / 106

二、痛经 / 109

三、带下病 / 113

四、产后缺乳 / 117

五、更年期综合征 / 121

六、子宫脱垂（阴挺） / 125

第三节　儿科病证 / 128

一、痄腮 / 128

二、百日咳 / 132

三、厌食 / 136

四、遗尿 / 139

五、小儿泄泻 / 142

第四节　外科病证 / 146

一、痛证 / 146

二、疖肿 / 149

三、乳痈 / 152

四、痔疮 / 156

五、落枕 / 160

六、颈椎病 / 163

七、肩臂痛 / 167

八、背痛 / 170

九、腰痛 / 173

十、扭伤 / 177

十一、关节痛 / 180

第五节　皮肤科病证 / 183

一、风疹 / 183

二、痤疮 / 187

三、带状疱疹 / 192

第六节　五官科病证 / 195

一、睑腺炎（麦粒肿） / 195

二、结膜炎 / 198

三、咽喉肿痛 / 201

附录　常见病拔罐取穴索引 / 205

4

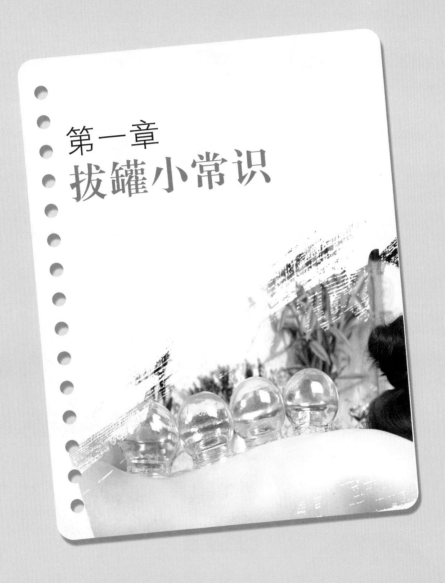

第一章
拔罐小常识

拔罐法，或称吸筒疗法，古称角法，是以罐为工具，利用燃火、抽气等方法排除罐内空气，造成负压，使之吸附于腧穴或应拔部位的体表，使局部皮肤充血、瘀血，以达到防治疾病目的的方法。在马王堆汉墓出土的帛书《五十二病方》中就已有记载，历代中医文献中亦多论述。起初主要为外科治疗疮疡时，用来吸血排脓；随着医疗实践的不断深化，不仅火罐的质料和拔罐的方法已有改进和发展，而且治疗的范围也逐渐扩大，内、外、妇、儿科都有其适应证，并且经常和针刺、艾灸、推拿等配合使用。

第一节　常用罐具及其特点

一、传统罐具

❶ 竹罐

用直径3~5厘米坚固无损的竹子，制成6~8厘米或8~10厘米长的竹管，一端留节作底，另一端做罐口，用刀刮去青皮及内膜，制成形如腰鼓的圆筒。用砂纸磨光，使罐口光滑平正。竹罐的优点是取材较容易，经济易制，轻巧价廉，不易摔碎，适于煎煮。缺点是容易燥裂、漏气，吸附力不大。

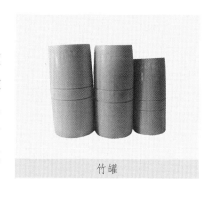
竹罐

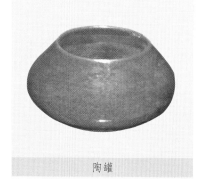
陶罐

❷ 陶罐

用陶土烧制而成，有大有小，罐口光整，肚大而圆，口、底较小，其状如腰鼓。优点是吸附力大，缺点是质地较重，易于摔碎、损坏。

③ 玻璃罐

　　玻璃罐是在陶罐的基础上，改用玻璃加工而成，其形如球状，罐口平滑，一般分大、中、小三种型号，也可用广口罐头瓶代替。优点是质地透明，使用时可以观察所拔部位皮肤充血、瘀血程度，便于随时掌握情况。缺点是容易摔碎、损坏。

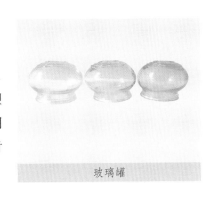

玻璃罐

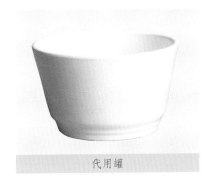

代用罐

④ 代用罐

　　凡是口小腔大、口部光滑平整、耐热，并能使之产生一定吸拔力，大小适宜的器具均可选用。最常用的是玻璃罐头瓶子，如杯子、小口碗等，要求瓶口光滑、无破损，以免损伤皮肤。优点是取材方便、价廉，缺点是容易摔碎。

二、新型罐具

　　近年来，新型罐具有用透明塑料制成，上面加置活塞，便于抽气。也有特制的橡皮囊排气罐，其规格大小不同。新型的抽气罐具有使用方便、吸着力强，且较安全、不易破碎等优点。

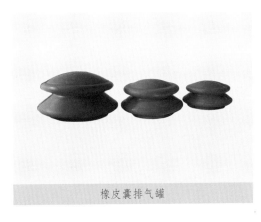

橡皮囊排气罐

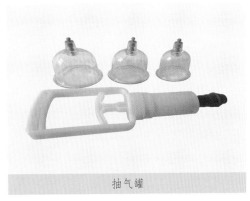

抽气罐

第二节　常用拔罐操作方法

罐的吸附方法是指排空罐内的空气，使之产生负压而吸附在拔罐部位的方法，常用的有以下几种方法。

一、火吸法

火吸法是利用火在罐内燃烧时产生的热力排出罐内空气，形成负压，使罐吸附在皮肤上的方法，具体有以下几种。

① 闪火法

用长纸条或用镊子夹酒精棉球一个，用火将纸条或酒精棉球点燃后，使火在罐内绕1~3圈后，将火退出，迅速将罐扣在应拔的部位，即可吸附在皮肤上。此法优点在于罐内无火，比较安全，是最常用的吸拔方法。但需注意切勿将罐口烧热，以免烫伤皮肤。

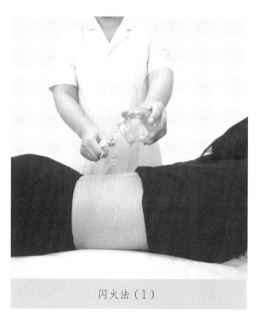

闪火法（1）

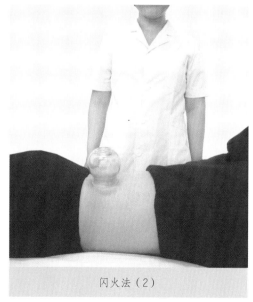

闪火法（2）

② 投火法

　　用易燃纸片或棉花，点燃后投入罐内，迅速将罐扣在应拔的部位，即可吸附在皮肤上。此法由于罐内有燃烧物质，容易落下烫伤皮肤，故适宜于侧面横拔。

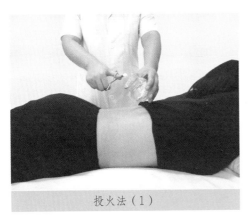

投火法（1）

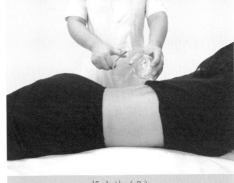

投火法（2）

投火法（3）

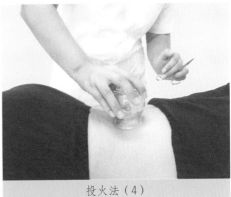

投火法（4）

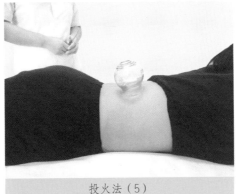

投火法（5）

③ 贴棉法

　　用大小适宜的酒精棉花一块，贴在罐内壁的下1/3处，用火将酒精棉花点燃后，迅速扣在应拔的部位。此法需注意棉花浸酒精不宜过多，否则燃烧的酒精滴下时，容易烫伤皮肤。以上拔罐法，除闪火外，罐内均有火，故均应注意勿灼伤皮肤。

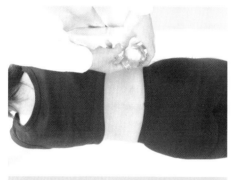
贴棉法（1）

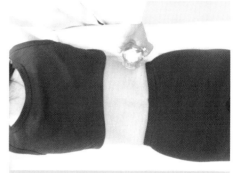
贴棉法（2）

二、抽气吸法

　　此法先将抽气罐的瓶底紧扣在穴位上，用注射器或抽气筒通过橡皮塞抽出罐内空气，使其产生负压，即能吸住。

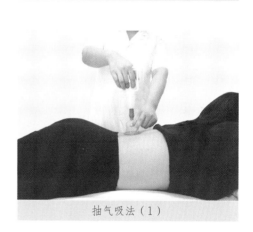
抽气吸法（1）

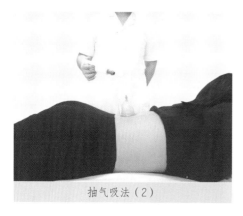
抽气吸法（2）

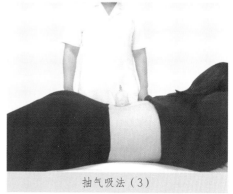
抽气吸法（3）

第三节　常用罐法及其特点

一、单罐法

适用于病变范围较小的部位和压痛点，需按病变或压痛范围大小，选择适当口径的火罐。例如：胃痛，可选中脘穴拔罐；冈上肌肌腱炎，可在肩髃穴拔罐。

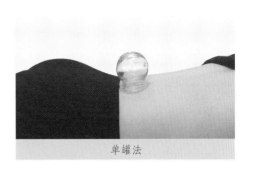

单罐法

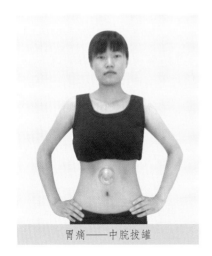

胃痛——中脘拔罐

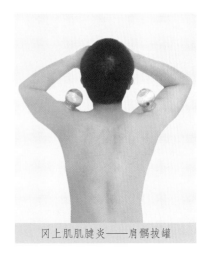

冈上肌肌腱炎——肩髃拔罐

二、多罐法

适用于病变范围较广泛的疾病，可按病变部位的解剖形态等情况，选择拔罐数量。例如：某个肌束的病变时，可按肌束的体表位置排列吸拔多个罐，称为"排罐法"；如腰肌劳损，可在脊柱两侧、背腰部疼痛明显的部位纵横吸拔多个罐。

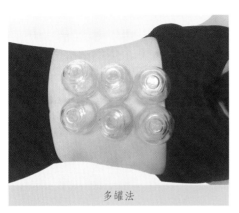

多罐法

三、闪罐法

闪罐法即将罐拔住后，立即起下，如此反复多次的拔住、起下，拔住、起下，直至皮肤潮红、充血为度。多用于局部皮肤麻木、疼痛或功能减退等疾患，尤其适用于不宜留罐的患者，如小儿、年轻女性的面部。

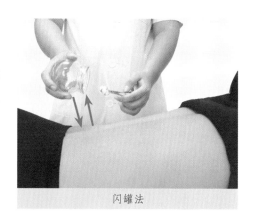

闪罐法

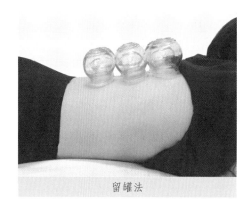

留罐法

四、留罐法

留罐法又称坐罐法，即将罐吸附在体表后，使罐子吸拔留置于施术部位10~15分钟，然后将罐起下。此法是常用的一种方法，一般疾病均可应用，而且单罐、多罐皆可应用。

五、走罐法

走罐法亦称推罐法，即拔罐时先在所拔部位的皮肤或罐口上，涂一层凡士林等润滑剂，再将罐拔住。然后，医者用右手握住罐子，向上、下或左、右需要拔的部位，往返推动，至所拔部位的皮肤红润、充血时，将罐起下。此法适宜于面积较大、肌肉丰厚部位，如脊背、腰臀、大腿等部位。

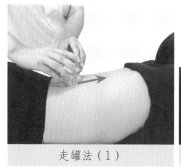

走罐法（1）

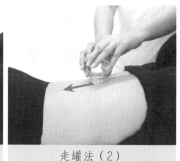

走罐法（2）

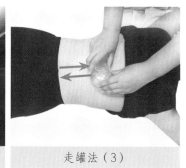

走罐法（3）

六、刺络拔罐法

刺络拔罐法又称刺血拔罐法，即在应拔部位的皮肤消毒后，用三棱针点刺出血或用皮肤针叩打后，再将火罐吸拔于点刺的部位，使之出血，以加强刺血后治疗的作用。一般刺血后拔罐留置10~15分钟，多用于治疗丹毒、扭伤、乳痈等。

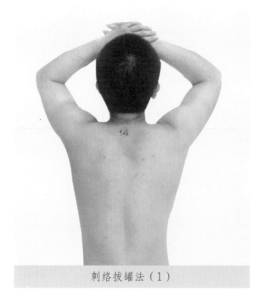
刺络拔罐法（1）

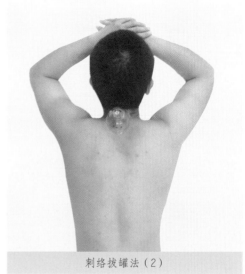
刺络拔罐法（2）

七、刮痧罐法

刮痧罐法是将刮痧与拔罐疗法相结合的方法，即在刮痧治疗后，在痧象处进行拔罐以加强治疗作用的方法。

八、药罐法

药罐法将药物治疗和拔罐疗法结合以提高疗效。可分为煮药罐法和罐内贮药法两种。

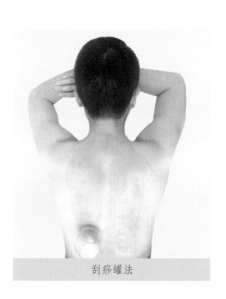
刮痧罐法

　　煮药罐是在布袋内装入配制好的药物，扎紧袋口，放入清水煮至适当浓度，再把竹罐放入药液内煮15分钟。使用时按水罐法吸拔在治疗部位上，多用于风湿痛等病症。

　　贮药罐在抽气罐内事先盛贮适量的药液，然后按抽气罐的操作方法拔罐。也可在玻璃罐内盛贮适量的药液，然后按火罐法吸附在皮肤上。此法常用于风湿病、哮喘、咳嗽、感冒、慢性胃炎、消化不良、牛皮癣等。

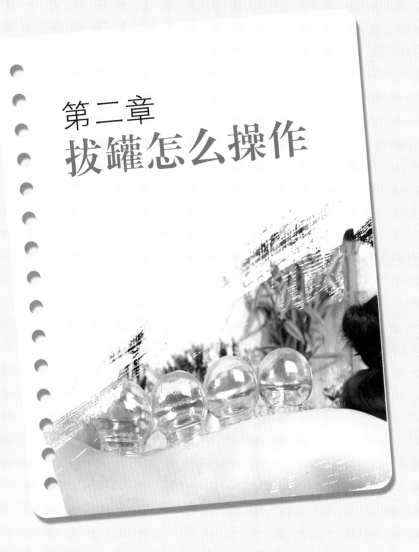

第二章
拔罐怎么操作

一、术前准备

在拔火罐前，应该先将罐洗净擦干，再让病人舒适地躺好或坐好，露出要拔罐的部位，然后点火入罐。

拔罐前做好准备：

（1）仔细检查病人，以确定是否为适宜病症，有无禁忌。根据病情，确定治疗方案。

（2）检查应用的药品、器材是否齐备，然后一一擦净，按次序排置好。

（3）对患者说明施术过程，解除其恐惧心理，增强其治疗信心。

二、器具准备

1 选罐

根据部位的面积大小，患者体质强弱，以及病情轻重而选用大小适宜的火罐或竹罐及其他罐具等。

2 温罐

冬季或深秋、初春、天气寒冷，拔罐前为避免患者有寒冷感，可预先将罐放在火上燎烤。温罐时要注意只烤烘底部，不可烤其口部，以防过热造成烫伤。温罐时间，以罐子不凉和皮肤温度相等，或稍高于体温为宜。

三、患者体位

拔罐时的体位和治疗效果密切相关，在拔罐时，应根据拔罐部位选择适宜的体位。其原则是：能充分暴露治疗部位；使患者舒适持久；方便术者操作。

1 仰卧位

患者自然平躺于床上，双上肢放于体侧，下肢自然分开，膝下可垫以软枕。此体位适用于头面、胸腹、上肢内侧、下肢前面、内外侧部的拔罐治疗。

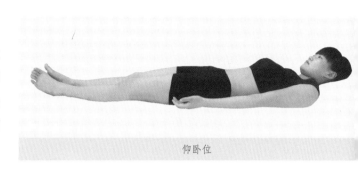

仰卧位

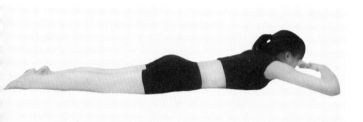

俯卧位

2 俯卧位

患者自然俯卧床上，胸前可垫软枕，踝关节也可垫软枕。适用于项背腰臀及双下肢后侧的拔罐治疗。

3 侧卧位

患者自然侧卧于床，双下肢屈曲，上面的前臂下可垫着软枕。适用于肩、胁肋、膝以及上下肢外侧的拔罐治疗。

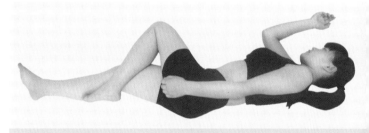

侧卧位

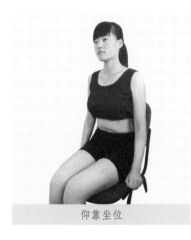

仰靠坐位

4 仰靠坐位

即仰面靠坐于座椅上的坐位。适用于前头、面颊、上胸、肩臂、腿膝、足踝等部位的拔罐治疗。

⑤ 俯伏坐位

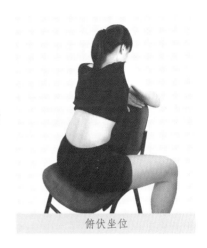

俯伏坐位

即头部俯伏于椅背上的坐位。适用于头顶、后头、项背等部位的拔罐治疗。

四、清理消毒

擦洗消毒：在选好的治疗部位上，先用毛巾浸开水洗净患部，再以干纱布擦干，为防止发生烫伤，一般不用酒精或碘酒消毒。如因治疗需要，必须在有毛发的地方或毛发附近拔罐时，为防止引火烧伤皮肤或造成感染，应行剃毛。

五、具体施术

施术：首先将选好的部位显露出来，术者靠近患者身边，顺手（或左或右手）执罐，按不同方法扣上。一般有两种排序：

（1）密排法：罐与罐之间的距离不超过1寸。用于身体强壮且有疼痛症状者。有镇静、止痛消炎之功，又称"刺激法"。

（2）疏排法：罐与罐之间的距离相隔1~2寸。用于身体衰弱、肢体麻木、酸软无力者。又称"弱刺激法"。

点火时一般用一只手持罐，另一只手拿已点着火的探子，操作要迅速，将着火的探子在罐中晃上几晃后撤出，将罐迅速放在要治疗的部位；火还在燃烧时就要将罐口捂紧在患处，不能等火熄，否则太松，不利于吸出湿气，要有罐口紧紧吸在身上的感觉才好。注意不要把罐口边缘烧热以防烫伤。

六、留罐时间

留罐时间可根据年龄、病情、体质等情况而定。一般留罐时间为5~15分钟，若人肌肤反应明显、皮肤薄弱，或为老年人或儿童，则留罐时间不宜过长。

七、拔罐护理

火罐拔上后，应不断询问患者有何感觉（假如用玻璃罐，还要观察罐内皮肤反应情况），如果罐吸力过大，产生疼痛即应放入少量空气。方法是用左手拿住罐体稍倾斜，以右手指按压对侧的皮肤，使之形成一微小的空隙，使空气徐徐进入，到一定程度时停止放气，重新扣好。拔罐后病人如感到吸着无力，可起下来再拔一次。

八、拔罐治疗间隔与疗程

治疗的间隔时间，按局部皮肤颜色和病情变化决定。同一部位拔罐一般隔日一次。急性病治愈为止，一般慢性病以7~10次为一疗程。两个疗程之间应间隔3~5天（或等罐斑痕迹消失）。

九、起罐方法

起罐时，一般先用一手夹住火罐，另一手拇指或食指从罐口旁边按压一下，使气体进入罐内，即可将罐取下。若罐吸附过强时，切不可用力猛拔，以免擦伤皮肤。

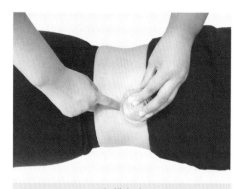

起罐方法

十、拔罐疗法常见反应及异常情况处理

① 常见反应

拔罐后皮肤在真空负压下的作用下都会有一定程度的皮肤隆起和充血、瘀血发生。如果皮肤充血、瘀血的颜色较鲜红，皮肤隆起的程度不明显，则为实证、热证；如果皮肤充血、瘀血的颜色较暗红发紫，皮肤隆起的程度较明显，则为虚证、寒证。

② 拔罐当中的异常情况和处理方法

（1）晕厥

拔罐当中，有极少数患者发生休克和晕厥。当患者出现头晕眼花，烦躁呕吐，面色苍白，四肢厥冷，冷汗淋漓，呼吸急促，脉搏频数、细小等症状，应立即将罐取下，使患者平卧床上，喝些温开水。稍重者可指压水沟穴（鼻唇沟的上1/3与中1/3交界处），即可恢复常态。然后继续平卧床上休息一刻钟才能离开治疗室。

（2）皮肤水疱

拔罐后起水疱是比较正常的现象，有的因拔罐时间过长、吸力过大而出现；有些情况是与病情有关，例如有些过敏性哮喘、心下痞硬，拔10分钟即起水疱；有的患者因酒后困乏、胃痛，拔罐5分钟后即起水疱。

若在拔罐后不慎起水疱，不要惊慌，数量少的小水疱不需要处理，一般直径在1厘米内散发的（每个罐内少于3个），可不用处理，几天内机体会自行吸收。若局部出现较大的水疱，直径超过1厘米，每个罐内多于3个或伴有糖尿病及机体免疫功能底下者，应及时到医院处理。以无菌注射针头刺破水疱下缘，抽出渗出液，涂以龙甲紫或碘酒等消毒剂。必要时覆盖无菌纱布，防止感染。

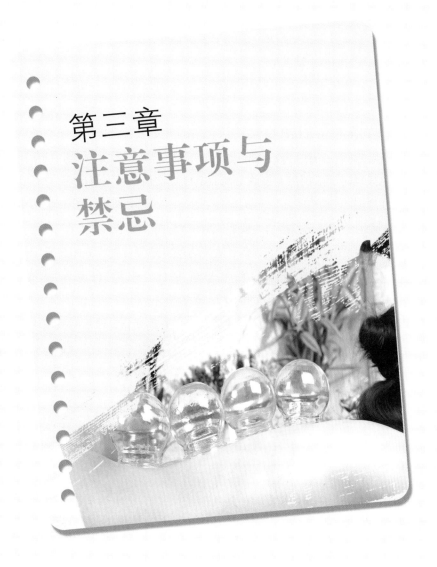

第三章
注意事项与禁忌

一、拔罐的注意事项

1 拔罐前应充分暴露应拔部位，有毛发者宜剃去，操作部位应注意防止感染。
2 选好体位，嘱患者体位应舒适，局部宜舒展、松弛，拔罐过程中勿变换体位，以防罐具脱落。
3 老年、儿童、体质虚弱及初次接受拔罐者，拔罐数量宜少，留罐时间宜短。妊娠妇女及婴幼儿慎用拔罐疗法。
4 起罐操作时不可硬拉或旋转罐具，否则会引起疼痛，甚至损伤皮肤。
5 拔罐手法要熟练，动作要轻、快、稳、准。用于燃火的乙醇棉球，不可吸含乙醇过多，以免拔罐时滴落到患者皮肤上面而造成烧烫伤。若不慎出现烧烫伤，按外科烧烫伤常规处理。
6 燃火伸入罐内的位置，以罐口与罐底的外1/3与内2/3交界处为宜。
7 拔罐过程中如果出现拔罐局部疼痛，处理方法有减压放气、立即起罐等。
8 拔罐过程中若出现头晕、胸闷、恶心欲呕、肢体发软、冷汗淋漓，甚至瞬间意识丧失等晕罐现象，处理方法是立即起罐，使患者呈头低脚高卧位，必要时可饮用温开水或温糖水，或掐水沟穴等。密切注意血压、心率变化，严重时按晕厥处理。

二、拔罐的禁忌

1 急性严重疾病、接触性传染病、严重心脏病、心力衰竭。
2 皮肤高度过敏、传染性皮肤病，以及皮肤肿瘤（肿块）部、皮肤溃烂部。
3 血小板减少性紫癜、白血病及血友病等出血性疾病。
4 心尖区体表大动脉搏动处及静脉曲张处。
5 精神分裂症、抽搐、高度神经质及不合作者。
6 急性外伤性骨折、中度和重度水肿部位。
7 瘰疬、疝气处及活动性肺结核。
8 眼、耳、口、鼻等五官孔窍部。

第四章
家庭拔罐疗法
与其注意事项

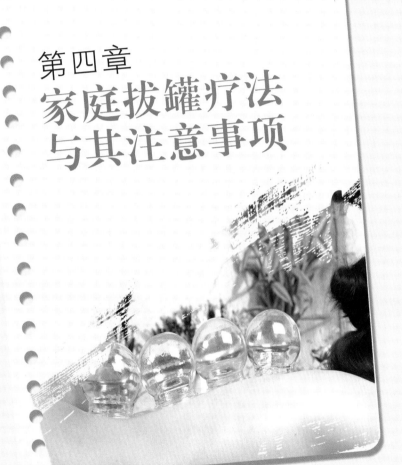

由于医务人员和环境的限制，许多家庭在进行拔罐治疗的过程中，常不能按照中医理论去辨证，也难做到理、法、方、罐紧密结合，那拔罐疗法是不是就不适用于家庭呢？当然不是。拔罐疗法的操作特点决定其为一种简单易学的方法，对于它的适应证，只要有合适的罐具，掌握一定的技巧，并严格按照拔罐的要求，进行准确规范的操作，就会获得满意的疗效。但是需要注意的是：在家庭进行拔罐之前，应先到医院查明病因，如果没弄清病因，就擅自在家里拔罐，不仅容易贻误病情，很可能还会带来意外伤害。这就要求我们在家庭进行拔罐治疗的过程中，要有警醒的意识，一旦身体和精神上出现不适，应立即停止治疗，到医院咨询。

一、掌握禁忌证，必要时去医院诊治

拔罐疗法虽然简单易行，在家庭就可以进行操作，但其也有严格的禁忌证，在实施拔罐治疗的过程中尤其应该注意：不是所有的病症都适合拔罐治疗，在必要的时候，还应立即到医院就诊。

其禁忌证如下：中度或重度心脏病、全身性水肿、全身剧烈抽搐或痉挛、高度神经质、高热、咯血、活动性肺结核、妇女月经期、血友病、白血病、极度衰弱、醉酒、过度疲劳、过饥、过饱、过渴、紫癜、皮肤失去弹性、部分皮肤病、全身性皮肤病，或吸拔部位有癌、皮肤破损，或有外伤骨折，或孕妇腰骶部和腹部等均禁用或慎用拔罐疗法。

二、了解适宜与不宜进行拔罐操作的部位

由于罐具的吸附特点，其对拔罐部位具有一定的要求。

适宜拔罐的部位：肌肉丰满，皮下脂肪组织丰富及毛发较少部位，一般以四肢和背部常用。

不宜拔罐部位：血管浅显处、心搏处、皮肤细嫩处、瘢痕处和眼、鼻、口唇、乳头、骨突出处，以及皮肤松弛处等。

前一次拔罐部位的罐斑未消退之前，不宜在罐斑部位再次进行拔罐治疗。

三、采取有效的方法可避免火罐的烫伤

有人说"经常拔罐，难免烫伤"，这种说法是不正确的，在家庭拔罐中，采取适当的方法可以避免火罐烫伤。造成火罐烫伤的主要原因是操作的不规范，严格按照操作规范进行，可以减少火罐的烫伤。

在拔火罐时最好采用95%的酒精，将棉球点燃之前应检查酒精棉球的干湿度，太干则火力不足，太湿则酒精容易下滴，酒精下滴到皮肤，点火时就容易引着，造成皮肤的烫伤。因此我们可将湿酒精棉球挤一挤，不要让燃着的棉球下滴酒精，以免烫伤到皮肤。

还可采取以下两种措施避免烫伤：①涂水：在即将进行拔罐治疗部位，涂些温水，涂水可以使局部降温，保护皮肤，不致烫伤。②火焰朝罐底：酒精棉球火焰，朝向罐底方向，罐口也不要沾上酒精。如果火焰在罐口周围或者罐口沾上酒精，容易烧着罐口，在火罐下扣时，会造成皮肤烫伤。

总之，操作时一定要集中注意力，按规范操作，切不能三心二意、马马虎虎。

四、保持环境的温暖，选取适当的吸附力

拔罐时，由于身体肌肤有暴露，所以应注意保持一个温暖的环境，避开风口，防止受凉。尤其是在进行火罐操作的过程中，保持环境的温暖，有促进火罐的温通作用。

拔罐的基本要求是稳、准、巧、快，吸拔力的大小往往与扣罐的时机与速度、罐具的大小和深度、罐内温度等因素密切相关。在火力旺时扣罐、扣罐快、罐具深而大、罐内温度高，则吸拔力大；反之则小。可根据需要灵活掌握，吸拔力不足或过大都可重新进行吸拔，吸拔力过大也可将罐口皮肤稍微下按，放进一些空气，减轻吸附。

五、罐子的清洁

提倡一人专用一套罐具，每次操作完毕后都应用肥皂清洗罐具，使用5~7次后应用消毒粉或消毒液进行一次消毒浸泡。刺血拔罐后的罐具每次都要采取消毒清理。

六、对拔罐后水疱的处理

　　某些时候，在拔罐后起水疱是一种正常的现象，有的因拔罐时间过长、吸力过大而出现；有的与病情有关，例如过敏性哮喘病人拔肺俞穴时间过长可能会起水疱；有的患者因酒后困乏，拔罐时间不长，也会起水疱。

　　若在起罐后不慎起水疱，不要惊慌，数量少的小水疱，一般直径在1厘米内散发的，每个罐内少于3个，不需要处理，几天内机体会自行吸收。若局部出现较大的水疱，直径超过1厘米，每个罐内多于3个或伴有糖尿病及机体免疫功能低下者，应及时到医院进行处理。以无菌注射针头刺破水疱下缘，抽出渗出液，涂以碘酒等消毒剂。必要时覆盖无菌纱布，防止感染。

第五章
腧穴的定位方法

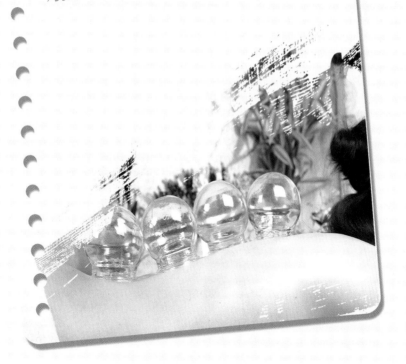

为了准确取穴，必须掌握好腧穴的定位方法，常用的腧穴定位方法有以下几种。

一、骨度分寸定位法

骨度分寸定位法，是指主要以骨节为标志，将两骨节之间的长度折量为一定的分寸，用以确定腧穴位置的方法。不论男女、老少、高矮、胖瘦，均可按一定的骨度分寸在其自身测量。现时采用的骨度分寸是以《灵枢·骨度》所规定的人体各部的分寸为基础，结合历代医家创用的折量分寸而确定的。常用的骨度分寸见下表：

常用骨度分寸表

部位	起止点	折量寸	度量法	说明
头面部	前发际正中至后发际正中	12	直寸	用于确定头部经穴的纵向距离
	眉间（印堂）至前发际正中	3	直寸	
	第 7 颈椎棘突下（大椎）至后发际正中	3	直寸	用于确定前或后发际及其头部经穴的纵向距离
	眉间（印堂）至后发际正中第 7 颈椎棘突下（大椎）	18	直寸	
	前两额发角（头维）之间	9	横寸	用于确定头前部经穴的横向距离
	耳后两乳突（完骨）之间	9	横寸	用于确定头后部经穴的横向距离
胸腹胁部	胸骨上窝（天突）至胸剑联合中点（歧骨）	9	直寸	用于确定胸部任脉经穴的纵向距离
	胸剑联合中点（歧骨）至脐中	8	直寸	用于确定上腹部经穴的纵向距离
	脐中至耻骨联合上缘（曲骨）	5	直寸	用于确定下腹部经穴的纵向距离
	两乳头之间	8	横寸	用于确定胸胁部经穴的横向距离
	腋窝顶点至第 11 肋游离端（章门）	12	直寸	用于确定胁肋部经穴的纵向距离
背腰部	肩胛骨内缘（近脊柱侧点）至后正中线	3	横寸	用于确定背腰部经穴的横向距离
	肩峰缘至后正中线	8	横寸	用于确定肩背部经穴的横向距离
上肢部	腋前、后纹头至肘横纹（平肘尖）	9	直寸	用于确定上臂部经穴的纵向距离
	肘横纹（平肘尖）至腕掌（背）侧横纹	12	直寸	用于确定前臂部经穴的纵向距离

续表

部位	起止点	折量寸	度量法	说明
下肢部	耻骨联合上缘至股骨内上髁上缘	18	直寸	用于确定下肢内侧足三阴经穴的纵向距离
	胫骨内侧髁下方至内踝尖	13	直寸	
	股骨大转子至腘横纹	19	直寸	用于确定下肢后外侧足三阳经穴的纵向距离（臀沟至腘横纹相当于 14 寸）
	腘横纹至外踝尖	16	直寸	用于确定下肢外后侧足三阳经穴的纵向距离

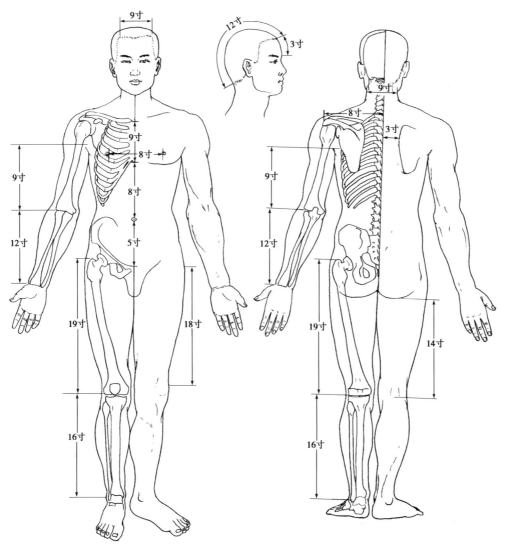

二、手指同身寸定位法

手指同身寸定位法，是指依据本人手指为尺寸折量标准来量取腧穴的定位方法，又称"指寸法"。常用的手指同身寸有以下3种。

① 中指同身寸

以本人中指中节桡侧两端纹头（拇、中指屈曲成环形）之间的距离作为1寸。

② 拇指同身寸

以本人拇指的指间关节的宽度作为1寸。

③ 横指同身寸

将食指、中指、无名指和小指并拢，以中指中节横纹为标准，其四指的宽度作为3寸。四指相并名曰"一夫"；用横指同身寸量取腧穴，又名"一夫法"。

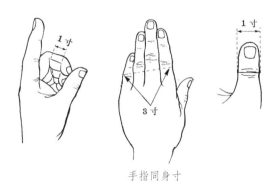

手指同身寸

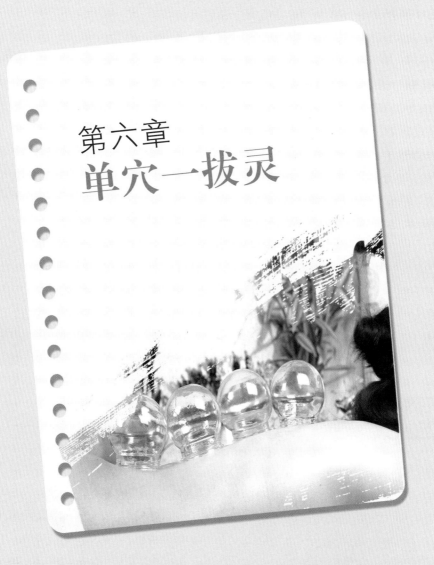

第六章
单穴一拔灵

一 内关 安抚你的心和胃

【定位】在前臂掌侧，当曲泽（在肘前区，肘横纹上，肱二头肌腱的尺侧缘凹陷中）与大陵（在腕前区，腕掌侧远端横纹中，掌长肌腱与桡侧腕屈肌腱之间）连线上，腕横纹上2寸，掌长肌腱与桡侧腕屈肌腱之间。

【简便取穴】仰掌，微屈腕关节，从掌后第1横纹上2横指（食、中指），当两条大筋之间即是本穴。

【操作】选择小号玻璃火罐或负压罐、橡胶罐等，拔于内关穴，留罐5~10分钟，至皮肤出现红色血痕现象为止。

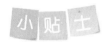

内关

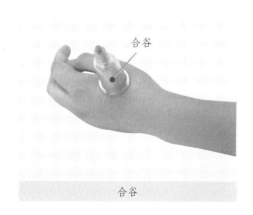

小贴士

内关穴为手厥阴心包经的一个重要穴位，有宁心安神、理气和胃、疏经活络等作用。常拔此穴，使心包经气血畅通，对心血管疾病的预防和治疗有重要作用。又因手厥阴心包经历经上、中、下三焦，对肺脏、胃肠道疾病也有很好疗效。

二 合谷 牙痛是病也不怕

合谷

合谷

【定位】在手背桡侧，第1、2掌骨间，第2掌骨桡侧的中点。

【简便取穴】在俗称的"虎口"的地方，以一手的拇指第1个关节横纹正对另一手的虎口边，拇指屈曲按下，拇指尖所按之处即为此穴。

【功效】清泄邪热，助阳解表，行气活血，通调腑气。

【操作】因为合谷穴处皮肤薄、面积窄小，容易掉罐，所以需选择最小号的罐具

（最好是负压罐或橡胶罐），将罐吸拔住穴位，到皮肤出现红色血痕为止。每周拔罐1次。

小贴士

合谷穴是手阳明大肠经的原穴，与太冲穴都是人体的重要保健穴位，两穴合称"四关穴"意即人体生命的关口。手阳明大肠经从手出发，沿着手臂外侧，一直到头部，终止在对侧的**迎香穴**。因此，头面部及五官的疾病，如头痛、流鼻血、牙痛、咽喉肿痛等均可通过合谷穴拔罐治疗，所以有"面口合谷收"之说。合谷穴经常拔罐不仅可以保持牙齿健康，减少口腔疾病，还能保持大肠经气血通畅，使人体代谢所产生的毒素和废物及时排出体外，具有养颜、抗衰老的作用。

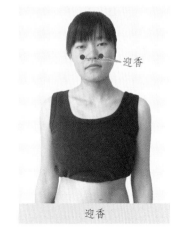

迎香

【定位】在面部，鼻翼外缘中点旁，鼻唇沟中。

【功效】散风清热，通利鼻窍。

三 太冲 绿色降压法

【定位】在足背侧，当第1跖骨间隙的后方凹陷处。

【简便取穴】由1、2脚趾间缝纹头向足背上推，至两骨联合前缘凹陷处即为此穴。

【功效】平肝熄风，健脾化湿，疏肝解郁。

【操作】因为太冲穴处皮肤薄、面积窄小，容易掉罐，所以需选择最小号的罐具（最好是负压罐或橡胶罐），将罐吸拔住穴位，到皮肤出现红色血痕为止。每周拔罐1次。

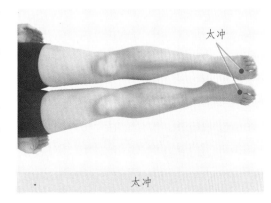

太冲

小贴士

太冲穴是足厥阴肝经的输穴和原穴，与合谷穴都是人体的重要保健穴位，两穴合称"四关穴"意即人体生命的关口。足厥阴肝经可以调节人体的情志及精神系统，肝主筋，开窍于目。而太冲穴为肝经的输穴和原穴，生殖系统疾病、肝胆系统疾病、头晕、头痛、目赤肿痛、筋脉痉挛等均可通过太冲穴拔罐进行预防和治疗。常在太冲穴拔罐具有明目的作用，可预防和治疗眼疾、增强性功能、调节情绪，使人具有旺盛的精力和舒缓的情绪。

四 大椎 感冒发热不再发愁

【定位】在后正中线上，第7颈椎棘突下凹陷中。

【简便取穴】略低头，颈部后正中线上，最突起处即为第7颈椎棘突，转动颈部，随之而动的棘突为第7颈椎棘突，其下方凹陷中即为此穴。

【功效】清热解表，截疟止痫。

【操作】选择适当大小的罐具吸拔于大椎穴上，留罐10~15分钟，至皮肤出现红色瘀血现象为止。或用三棱针点刺大椎穴后再拔罐，拔出数滴血液为佳。每月保健1次。

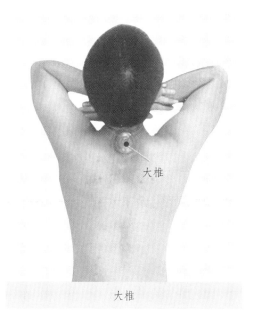

大椎

小贴士

大椎穴属督脉，为手足三阳经与督脉的交会处，手足三阳的阳热之气由此汇入本穴并与督脉的阳气上行头颈。大椎穴位于人体背部之上，故为阳中之阳穴，具有统领一身阳气、联络一身阴气的作用。常拔此穴，具有调节阴阳、疏通经络、行气活血、清热解毒、预防感冒、增强身体免疫力的功效。

五 风门 治疗感冒疗效好

【定位】在背部，当第2胸椎棘突下，旁开1.5寸。

【简便取穴】略低头，颈部后正中线上，最突起处即为第7颈椎棘突，向下推数2个棘突，旁开1.5寸，即为此穴。

【功效】解表宣肺，护卫固表。

　　根据病人体型选择适当大小的两个火罐或负压罐，分别将罐吸拔于两侧风门穴，留罐 10~15 分钟，至皮肤出现红色瘀血现象为止。每周保健 1 次。

　　风门穴是督脉和足太阳膀胱经之交会穴，是风邪出入的门户，是临床驱风最常用的穴位之一，有宣肺解表、通络疏风、调理气机的作用。对预防感冒和高血压中风等有较好的效果。

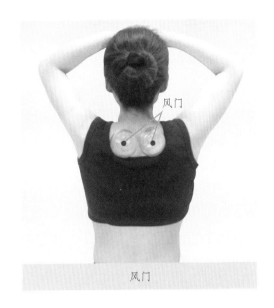

风门

六　身柱　止咳定喘有特效

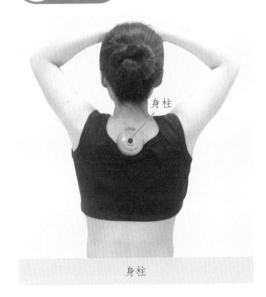

身柱

　　【定位】在脊柱区，第3胸椎棘突下凹陷中，后正中线上。

　　【简便取穴】使病人自然正坐平肩，略向前低头，从后正中线上，大椎下数第3个凹陷处，即在第3胸椎下陷中取之。

　　【功效】宣肺清热，宁神镇咳。

　　【操作】根据病人体型选择适当大小的火罐或负压罐，将罐吸拔于身柱穴，留罐 10~15 分钟，至皮肤出现红色瘀血现象为止。每周保健1次。

　　身柱穴属督脉，名为身柱，含有全身支柱之意。有通阳理气、祛风退热、清心宁志、降逆止嗽之功效。尤其对小儿有强身保健的作用。

七 大杼至大肠俞 强身健体调气血

【定位】在后正中线上旁开 1.5 寸，从第 1 胸椎棘突下旁开 1.5 寸的大杼穴到第 4 腰椎棘突下旁开 1.5 寸的大肠俞。

【操作】患者取俯卧位，充分暴露背部，将背部涂上适量的润滑剂，根据病人身体胖瘦，选择适当大小的火罐，用闪火法将罐拔在患者背部，然后沿足太阳膀胱经两侧上下来回走罐数次，直到循行线上的皮肤出现明显的瘀血为止，起罐后擦净皮肤上的油迹。每周保健 1 次。

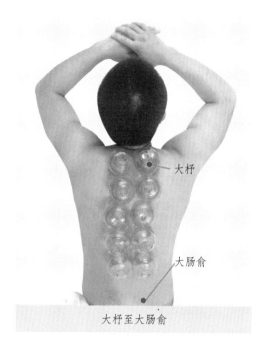

大杼

大肠俞

大杼至大肠俞

小贴士

本法为保健的常用方法。膀胱经从头至足，五脏六腑的背俞穴均在膀胱经上。所以沿膀胱经走罐不仅可以调整全身气血的运行，使五脏六腑的经气畅通，还可以增强机体的抵抗力，预防感冒、发热、头痛、心脑血管疾病等，起到强身健体、延年益寿的作用。

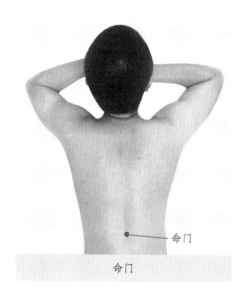

命门

命门

八 命门 生命之门户

【定位】在背部，第 2 腰椎棘突下凹陷中。

【简便取穴】在背部，肚脐水平正对的后正中线上为第 4 腰椎，向上推数 2 个棘突，即为此穴。

【功效】补肾壮阳，舒筋活络。

【操作】选择中号或大号拔火罐，用闪火法将罐吸拔于命门穴，留罐 5~10 分钟，每周保健 1 次。

命门穴是督脉的重要穴位，是"生命之门户""真气出入之所"，具有补肾壮阳的作用。肾为水火之宅，内寓真阴真阳，命门穴拔罐可培补肾气，振奋肾经，使肾阳亢盛。

九 神阙 肠炎腹痛腹泻有特效

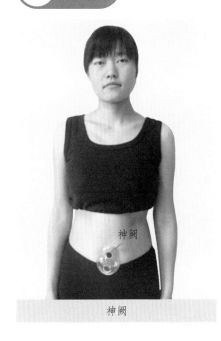

神阙

【定位】在脐中央处。

【简便取穴】肚脐中央即是本穴。

【功效】回阳救逆，利水固脱。

【操作】选择中号或大号拔火罐，用闪火法将罐吸拔于神阙穴，留罐5~10分钟，每周保健1次，负压不宜过大，也可选用负压罐或橡胶罐等。

神阙穴就是人体肚脐，它是人体保健及治疗的重要穴位之一。胎儿通过脐带从母体中获取营养，所以被称之为"生命之根蒂"。它是人体神气出入之门户，归属于任脉，为经气之海、五脏六腑之本。经常在神阙穴拔罐可起到健脾强肾、和胃理气、散结通滞的作用。

十 气海 培补元气益肾精

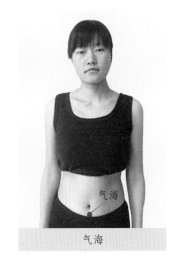

气海

【定位】在下腹部，脐中下1.5寸，前正中线上。

【简便取穴】肚脐直下2横指（约食、中指）处即是本穴。

【功效】益气助阳，调经固精。

【操作】选取大号火罐一个，将气海吸拔于罐内。因下腹部皮肤细嫩而敏感，负压不宜过大，留罐5~10分钟，使皮肤出现红色血痕为止。每周保健1次。

　　气海穴属任脉，为保健要穴，具有强壮作用。任脉起于会阴，行于人体胸腹正中，上抵颏部，诸阴经均与其交会，故称"阴脉之海"，且有调整全身阴经经气的作用。故常拔此穴有培补元气、益肾固精的作用。人至晚年阳气衰微，下元虚冷，经常拔此穴可培补元气，增强身体的抗病能力，达到健康长寿的目的。

十一 足三里 强壮身体长寿穴

　　【定位】在小腿前外侧，当犊鼻（在膝前区，髌韧带外侧凹陷中）下3寸，距胫骨前缘1横指（中指）。

　　【简便取穴】在小腿前外侧，外膝眼下4横指，胫骨边缘1横指（中指）。

　　【功效】健脾和胃，调和气血，扶正培元，通经活血。

　　【操作】选择小号罐具（负压罐，橡胶罐或玻璃罐均可），在足三里穴拔罐，

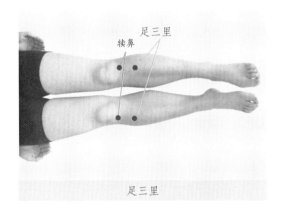

足三里

留罐10~15分钟，至皮肤出现红色瘀血为度。或者先用三棱针点刺足三里穴处瘀阻的络脉2~3下，然后拔罐，拔出数滴血液，每月保健1次。

　　足三里穴属足阳明胃经，是人体重要的保健穴位，大量现代科学研究证实，足三里穴对大脑皮层机能有调节作用，对胃肠蠕动和内分泌功能都有促进作用，自古就有"肚腹三里留"之说。胃经纵贯全身，"经脉所过，主治所及"，除了控制消化系统外，对循经的病，如头痛、牙痛、口眼歪斜、鼻炎、哮喘、心悸、腹痛、发热、高血压、精神失常等都有治疗效果。足阳明胃经是多气多血之经，足三里穴历来被认为是"长寿穴"，在足三里穴拔罐的保健作用不容小觑。

十二 三阴交 调补气血益健康

【定位】在小腿内侧，当足内踝尖上3寸，胫骨内侧缘后方。

【简便取穴】正坐屈膝成直角，在小腿内侧，四指并拢，以小指下缘紧靠内踝尖上，食指上缘所在水平线与胫骨后缘交点处即为此穴。

【功效】健脾和胃，补益肝肾，调经止带。

【操作】选择小号玻璃罐或负压罐、橡胶罐等，吸拔于三阴交穴。留罐10~15分钟，至皮肤出现红色血痕现象为止。每周保健1次。

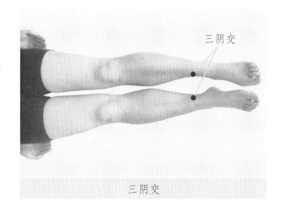
三阴交

小贴士

三阴交是足太阴脾经的重要穴位，是足三阴经（肝、脾、肾）的交会穴。脾为人体的后天之本，气血生化之源，脾经的气血运行正常与否，直接影响人体营养物质的吸收。肝藏血，脾统血，肾藏精，精血互生，互为所用，所以有"精血同源""肝肾同源"之说。肾为先天之本，脾为后天之本，先天赖后天的滋养、后天赖先天的促动。所以经常拔罐三阴交穴，可调补肝、脾、肾气经的气血，三经气血调和，则先天之精旺盛，后天气血充足，使得正气存内，邪不可干，从而达到健康长寿的目的。

十三 涌泉 缓解腰酸背痛

【定位】在足底部，位于足前部凹陷处第2、3趾趾缝纹头端与足跟连线的前1/3后2/3交界处。

【简便取穴】卷足时，足前1/3最凹陷处。

【功效】益肾通便，平肝熄风。

【操作】先将涌泉穴进行常规消毒，用三棱针点刺之，然

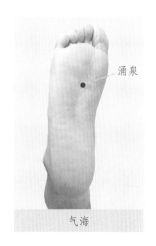
涌泉

气海

后选择最小号的负压罐吸拔于穴位，留罐3~5分钟，拔出少量血液，起罐后擦净皮肤上的血迹。每月保健1次。

小 贴 士

　　涌泉穴是足少阴肾经第一个穴位，体内湿毒之邪容易蕴集于此，不易排出，日积月累，阻塞经气，或随经气传至体内其他部位，引发许多疾病。涌泉穴拔罐可以排出体内的湿毒浊气，疏通足少阴肾经之经气。肾气旺盛，人体精力充沛，则齿固发黑，耳聪目明，延缓衰老。

第七章
对症拔罐疗法

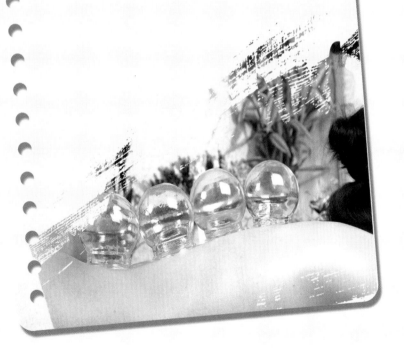

第一节 内科病证

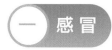

**伤风感冒
拔罐调理胜吃药**

俗称伤风，表现为头痛、鼻塞、鼻涕、喷嚏、恶风寒、发热、咳嗽、胸闷、咽喉痛等症状。感冒在我们日常生活中十分常见，全年均可发病，以冬、春季节为多。根据其临床表现不同，有风寒、风热、暑湿之分。若头痛、恶寒重、发热轻、无汗、四肢肌肉酸痛、鼻塞流清涕者，为风寒感冒；若发热重、恶风、头胀痛、咽痛、汗少、口干者，为风热感冒；若头昏重胀痛、身热畏风、心烦、胸闷、口渴不多饮者，为暑湿感冒。

西医学中普通感冒、流行性感冒及其他上呼吸道感染而表现感冒特征者，皆可参照本篇内容进行拔罐治疗。

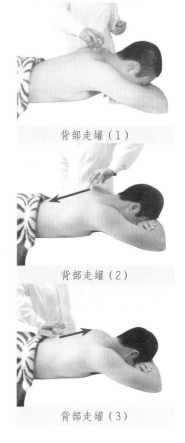

背部走罐（1）

背部走罐（2）

背部走罐（3）

① 走罐法 大椎、胆俞

取俯伏坐位或俯卧位，以背部大椎至胆俞为中心，向两侧肩胛部依次走罐，来回数次，每周1次。

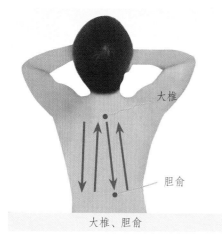

大椎、胆俞

○ **大椎**：在脊柱区，第7颈椎棘突下凹陷中，后正中线上。
○ **胆俞**：在背部，当第10胸椎棘突下，旁开1.5寸。

② **留罐法** 大椎、风门、身柱、肺俞、曲池

取俯伏坐位或俯卧位，将罐拔于相应穴位，根据所拔罐的负压大小及个人的皮肤情况，留罐10~15分钟，同一部位拔罐隔日一次，7~10次为一疗程，两个疗程之间应间隔3~5天（或等罐斑痕迹消失）。

主穴 大椎、风门、身柱

○ 大椎

【定位】在后正中线上，第7颈椎棘突下凹陷中。

【简便取穴】略低头，颈部后正中线上，最突起处即为第7颈椎棘突，转动颈部，随之而动的棘突为第7颈椎棘突，其下方凹陷中即为此穴。

【功效】清热解表，截疟止痛。

○ 风门

【定位】在脊柱区，第2胸椎棘突下，后正中线旁开1.5寸。

【简便取穴】由大椎穴往下推2个椎骨即为第2胸椎，由此椎棘突下双侧旁开2横指（食、中指）处即是本穴。

【功效】解表宣肺，护卫固表。

○ 身柱

【定位】在脊柱区，第3胸椎棘突下凹陷中，后正中线上。

【简便取穴】由大椎穴往下推3个椎骨即为第3胸椎，此椎棘突下即是本穴。

【功效】宣肺清热，宁神镇咳。

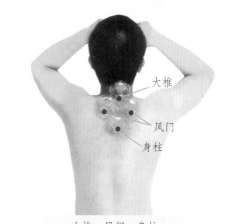

大椎、风门、身柱

配穴 风寒感冒加肺俞
风热感冒加曲池

○ 肺俞

【定位】在背部，当第3胸椎棘突下，旁开1.5寸。

【简便取穴】由大椎穴往下推3个椎骨即为第3胸椎，由此椎棘突下双侧旁开2横指（食、中指）处即是本穴。

【功效】宣肺平喘，化痰止咳，清热理气。

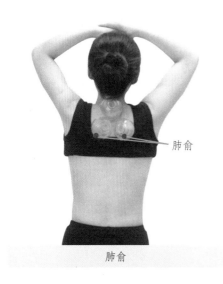

肺俞

肺俞

 注意事项

（1）拔罐时要保持室内温度，风寒感冒的人在拔罐期间要注意保暖，起罐后要立即穿好衣服，或覆被助汗。

（2）治疗期间应注意护理，发热时需适当休息。饮食宜清淡。对时感重症及老年、婴幼儿、体虚者，须加强观察，注意病情变化。

曲池

【定位】在肘横纹外侧端，屈肘，当尺泽（在肘区，肘横纹上，肱二头肌腱桡侧缘凹陷中）与肱骨外上髁连线的中点。

【简便取穴】屈肘成直角时，肘横纹外侧端的凹陷处即为此穴。

【功效】散风止痒，清热消肿。

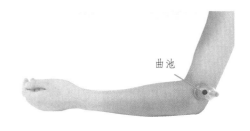

曲池

曲池

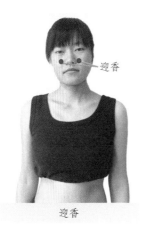

迎香

迎香

【定位】在面部，鼻翼外缘中点旁，鼻唇沟中。▲

预防调护

（1）本病在流行季节须积极防治。生活上应慎起居，适寒温，在冬春之际尤当注意防寒保暖，盛夏亦不可贪凉露宿。

（2）注意锻炼，增强体质，以御外邪。

（3）易患感冒者，可坚持每天按摩**迎香穴**，并服用调理防治方药。

（4）在流行季节，应尽量少去人口密集的公共场所，防止交叉感染。室内可用食醋熏蒸，每立方米空间用食醋5~10毫升，加水1~2倍，加热熏蒸2小时，每日或隔日1次，作空气消毒，以预防传染。

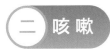

食疗小贴士

预防感冒常用中药：抗寒邪可用苏叶、藿香等，食物有生姜、红茶等；清风热有桑叶、菊花、金银花等；经常感冒还可加黄芪、党参及山药、百合等补气、健脾、润肺的食物。

生姜苏叶茶：紫苏叶 6 克，生姜 15 克，红茶 3 克，净水 250 毫升，红糖适量。生姜洗净切片，加净水烧开后小火煮 5 分钟，再加紫苏叶煎煮 2 分钟，倒入放有红茶叶的容器内加盖略焖即可（喜甜味者可煮时加糖）。可解表出汗祛风邪，适合风寒感冒或受到风寒、雨湿后预防感冒以及喷嚏、清涕初起。

二 咳 嗽　拔罐法 让你远离咳嗽嗓子痒

咳嗽为肺系疾病的主要证候之一。有声无痰为咳，有痰无声为嗽。痰与声多同时并见，难以截然分开，故以咳嗽并称。临床表现以咳嗽、咳痰或伴有恶寒发热、咽痛、咽痒等为主。中医学将其分为外感咳嗽和内伤咳嗽，外感咳嗽多发病急，病程短，咳声重。内伤咳嗽则发病较缓，病程长，伴有体虚诸症。

西医学中急慢性支气管炎、部分支气管扩张症、慢性咽炎等以咳嗽为主要表现者可参考本节辨证论治。

1 走罐法

肢体背部酸痛者，可取足太阳膀胱经和督脉从第1~12胸椎两侧走罐，每周1次。

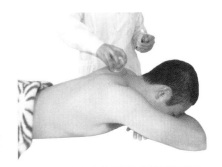

足太阳膀胱经及督脉走罐（1）

足太阳膀胱经及督脉走罐（2）

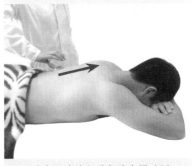

足太阳膀胱经及督脉走罐（3）

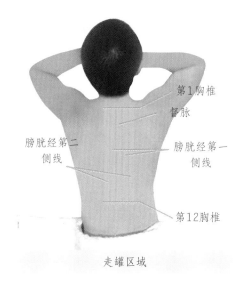

○ 足太阳膀胱经背部走行：在背部，后正中线左右旁开1.5寸、3寸直线上，共4条直线。
○ 督脉背部走行：在背部，当后正中线上。

第1胸椎
督脉
膀胱经第二侧线
膀胱经第一侧线
第12胸椎

走罐区域

②留罐法 肺俞、大椎、身柱、外关、孔最、曲池

　　取俯伏坐位或俯卧位，将罐拔于相应穴位，根据所拔罐的负压大小及个人的皮肤情况，留罐10~15分钟，同一部位拔罐隔日一次，7~10次为一疗程，两个疗程之间应间隔3~5天（或等罐斑痕迹消失）。

主穴 ＼ 肺俞、大椎、身柱

○ 肺俞

【定位】在背部，当第3胸椎棘突下，旁开1.5寸。

【简便取穴】由大椎穴往下推3个椎骨即为第3胸椎，由此椎棘突下双侧旁开2横指（食、中指）处即是本穴。

【功效】宣肺平喘，化痰止咳，清热理气。

○ 大椎

【定位】在后正中线上，第7颈椎棘突下凹陷中。

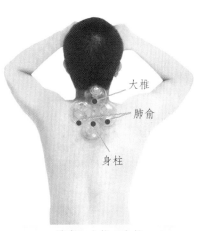

大椎
肺俞
身柱

肺俞、大椎、身柱

【简便取穴】略低头，颈部后正中线上，最突起处即为第7颈椎棘突，转动颈部，随之而动的棘突为第7颈椎棘突，其下方凹陷中即为此穴。

【功效】清热解表，截疟止痛。

配穴　风寒咳嗽配外关、孔最
风热咳嗽配曲池

○ 外关

【定位】在前臂背侧，当阳池（在腕后区，腕背侧远端横纹上，指伸肌腱的尺侧缘凹陷中）与肘尖连线上，腕背横纹上2寸，尺骨与桡骨之间。

【简便取穴】立掌，腕背横纹中点直上2横指，前臂两骨头之间处即是本穴。

【功效】清热解表，聪耳明目，解痉止痛。

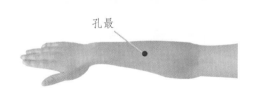

孔最

○ 曲池

【定位】在肘横纹外侧端，屈肘，当尺泽（在肘区，肘横纹上，肱二头肌腱桡侧缘凹陷中）与肱骨外上髁连线的中点。

【简便取穴】屈肘成直角时，肘横纹外侧端的凹陷处即为此穴。

【功效】散风止痒，清热消肿。

○ 身柱

【定位】在脊柱区，第3胸椎棘突下凹陷中，后正中线上。

【简便取穴】由大椎穴往下推3个椎骨即为第3胸椎，此椎棘突下即是本穴。

【功效】宣肺清热，宁神镇咳。

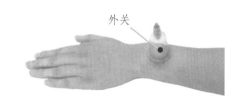

外关

○ 孔最

【定位】在前臂前区，腕掌侧远端横纹上7寸，尺泽（在肘区，肘横纹上，肱二头肌腱桡侧缘凹陷中）与太渊（在腕前区，桡骨茎突和舟状骨之间，拇长展肌腱尺侧凹陷中）连线上。

【简便取穴】先取掌后第1腕横纹及肘横纹之间的中点，由中点向上量1横指（1寸），平该点水平线，摸前臂外侧骨头的内缘（桡骨尺侧），即是本穴。

【功效】调理肺气，清热止血。

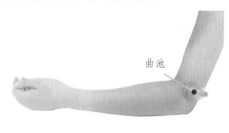

曲池

注意事项

（1）拔罐治疗咳嗽疗效较好，但必须及时治疗，彻底治愈，防止转化成慢性。

（2）若拔罐疗效不显著，应尽快就医，防止延误病情。

预防调护

（1）注意气候变化，防寒保暖，饮食不宜甘肥、辛辣及过咸，戒烟戒酒，避免刺激性气体伤肺。

（2）适当参加体育锻炼，以增强体质，提高抗病能力。

（3）平素易感冒者，配合防感冒保健操，按摩面部**迎香穴**，艾灸**足三里穴**。

（4）外感咳嗽，如发热等全身症状明显者，应适当休息。内伤咳嗽多呈慢性反复发作，尤其应当注意起居饮食的调护，可据病情适当选食梨、山药、百合、荸荠、枇杷等。注意劳逸结合，缓解期应坚持"缓则治本"的原则，补虚固本以图根治。

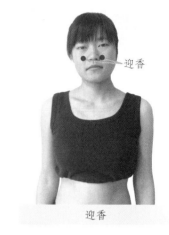

迎香

【定位】在面部，鼻翼外缘中点旁，鼻唇沟中。▲

【定位】在小腿前外侧，当犊鼻（在膝前区，髌韧带外侧凹陷中）下3寸，距胫骨前缘1横指（中指）。▶

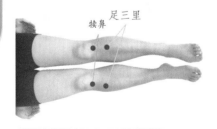

足三里

食疗小贴士

在日常食物上选用一些具有益气养阴、培土生金、理气、止咳、祛痰的食物，如梨、桔、枇杷、大枣、海带、藕、萝卜、银耳、核桃、蜂蜜、甲鱼、鸭、乌骨鸡、牛奶以及猪、牛、羊肺等，还可选用一些药食兼用之品如白果、莲子、荸荠、百合、陈皮、茯苓、山药、芡实、杏仁、薏苡仁和枸杞子等配膳。

猪肺川贝梨：猪肺250克，川贝10克，梨2个切片，加冰糖少许，加水后以小火熬煮5小时后服用。每日2次，以上量可分2～4次服完。可止咳平喘化痰。

三 哮喘 | 拔罐法 让你的呼吸更顺畅

哮喘是一种常见的过敏性疾病。具有阵发性呼吸困难的特点。一年四季都能发病。尤以寒冷季节或天气突变时发病较多，哮与喘同是呼吸急促，但临床上症状有所区别。"哮"是呼吸急促，喉中哮鸣有声，"喘"是呼吸困难，甚至张口抬肩，鼻翼扇动，不能平卧。一般哮易兼喘。中医学将其分为实证、虚证两大类，若发病急，呼吸急促，喉间哮鸣声，甚至张口抬肩，不能平卧，为实证；若气急短促，气息声低，动则汗出，喉中哮鸣音，为虚证。

西医学的肺炎、支气管哮喘、喘息性支气管炎、嗜酸性粒细胞增多症引起的哮喘、肺气肿、肺源性心脏病、心源性哮喘、肺结核、硅肺病及癔症等发作以呼吸困难为主要表现时，皆可参照本篇内容进行拔罐治疗。本病以罐疗作为辅助疗法，须结合针刺、中药或中西医结合治疗。

1 留罐法 肺俞、定喘

以主穴为主，辅以配穴，用闪火法拔罐4~6个，留置10~15分钟，同一部位拔罐隔日一次，7~10次为一疗程，两个疗程之间应间隔3~5天（或等罐斑痕迹消失）。

主穴 肺俞、定喘

○ 肺俞

【定位】在背部，当第3胸椎棘突下，旁开1.5寸。

【简便取穴】由大椎穴往下推3个椎骨即为第3胸椎，由此椎棘突下双侧旁开2横指（食、中指）处即是本穴。

【功效】宣肺平喘，化痰止咳，清热理气。

○ 定喘

【定位】在脊柱区，横平第7颈椎棘突下，后正中线旁开0.5寸。

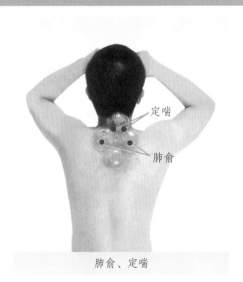

肺俞、定喘

【简便取穴】以大拇指指关节横纹中点压在第7颈椎棘突下凹陷上，其两侧纹头边缘所在处即是本穴。

【功效】止咳平喘，通宣理肺。

配穴 寒邪束肺配风门
痰热遏肺配丰隆、尺泽

○ 风门

【定位】在脊柱区，第2胸椎棘突下，后正中线旁开1.5寸。

【简便取穴】由大椎穴往下推2个椎骨即为第2胸椎，由此椎棘突下双侧旁开2横指（食、中指）处即是本穴。

【功效】解表宣肺，护卫固表。

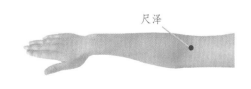

风门

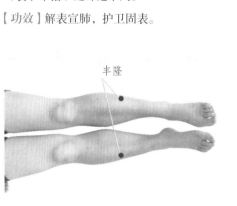

丰隆

○ 丰隆

【定位】在小腿前外侧，当外踝尖上8寸，条口外，距胫骨前缘2横指（中指）。

【简便取穴】在小腿前外侧，膝中水平线（前平膝盖下缘，后平腘横纹）与外踝尖连线的中点，距胫骨前缘约2横指处凹陷中即为此穴。

【功效】健脾化痰，和胃降逆。

○ 尺泽

【定位】在肘区，肘横纹上，肱二头肌腱桡侧缘凹陷中。

【简便取穴】肘部微屈，手掌向前上方，触及肘弯里大筋（肱二头肌腱）的桡侧（外侧），与肘横纹的交点，即是本穴。

【功效】清泻肺热，降逆止咳。

尺泽

② 闪罐法 定喘、肺俞

咳甚者，取肺俞、定喘各闪罐15次，闪罐隔日一次，7~10次为一疗程，两个疗程之间应间隔3~5天（或等罐斑痕迹消失）。

○ 肺俞

【定位】在背部，当第3胸椎棘突下，旁开1.5寸。

【简便取穴】由大椎穴（略低头，颈部后正中线上，最突起处即为第7颈椎棘突，转动颈部，随之而动的棘突为第7颈椎棘突，其下方凹陷中即为此穴）往下推3个椎骨即为第3胸椎，由此椎棘突下双侧旁开2横指（食、中指）处即是本穴。

【功效】宣肺平喘，化痰止咳，清热理气。

○ 定喘

【定位】在脊柱区，横平第7颈椎棘突下，后正中线旁开0.5寸。

【简便取穴】以大拇指指关节横纹中点压在第7颈椎棘突下凹陷上，其两侧纹头边缘所在处即是本穴。

【功效】止咳平喘，通宣理肺。

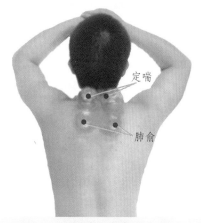

肺俞、定喘

 注意事项

（1）取穴时除重点取肺俞等背部穴位外，还应选取一些腰、腹和下肢的穴位，意在引气下行，助肾纳气，故取穴稍多一些，而且往往还配合针刺或挑刺等疗法，刺激强度应大一些。

（2）对于轻度哮喘者，可单独以拔罐疗法治疗，重喘或哮喘持续状态者，必须在医生的指导下配合平喘药物治疗方可奏效。

（1）注意保暖，防止感冒，避免因寒冷空气的刺激而诱发。

（2）根据身体情况，做适当的体育锻炼，以逐步增强体质，提高抗病能力。劳逸适当，防止过度疲劳。

（3）饮食宜清淡，忌肥甘油腻、辛辣甘甜，防止生痰生火，避免海膻发物。

（4）避免烟尘异味，保持心情舒畅，避免不良情绪的影响。

（5）平时可在医生的指导下服玉屏风散、肾气丸等药物，以调护正气，提高抗病能力。

食疗小贴士

黄芪炖乳鸽：炙黄芪40克，乳鸽1只。先将乳鸽宰杀后去毛及内脏，与黄芪同入炖盅内，加料酒、葱姜、精盐、味精等调料，隔水炖90分钟即成。佐餐食之，每周2次，连吃1个月。对脾肾两虚型哮喘缓解期患者有辅助作用。

四 头痛　头痛不用慌，罐疗来帮忙

头痛是以头部疼痛为主要表现的病证。可单独出现，也可出现于多种急慢性疾病之中。若头痛而胀，或抽掣而痛，面红耳赤，耳鸣如蝉，心烦口干，此为肝阳上亢；若头痛胀重，胸闷目眩，痰多纳呆，此属痰浊上扰；若头痛反复发作，经久不愈，痛处固定，痛如锥刺，此为瘀阻脑络；若头痛绵绵，午后更甚，面色㿠白，心悸寐少，此为气血亏虚；若头痛眩晕，时轻时重，五心烦热，腰膝酸软，此为肝肾阴虚。

西医学中内科常见的头痛，如血管性头痛、紧张性头痛、三叉神经痛、外伤后头痛、部分颅内疾病、神经官能症及某些感染性疾病、五官科疾病的头痛等，皆可参照本篇内容进行拔罐治疗。

1 留罐法 印堂、太阳、合谷、太冲、肝俞、丰隆、中脘

取以下穴位，吸拔后留罐15分钟，拔罐隔日一次，7~10次为一疗程，两个疗程之间应间隔3~5天（或等罐斑痕迹消失）。

主穴 | 印堂、太阳、合谷

○印堂

【定位】在头部，两眉毛内侧端中间的凹陷中。

【简便取穴】头部两眉头凹陷连线的中点。

【功效】清头明目，通鼻开窍。

○太阳

【定位】正坐或侧伏坐位，在颞部，当眉梢与目外眦之间，向后约1横指的凹陷处。

【简便取穴】在头颞部，于眉梢与外眼角之间，外眼角外方，外侧眼眶上凹陷处即为此穴。

【功效】清肝明目，通络止痛。

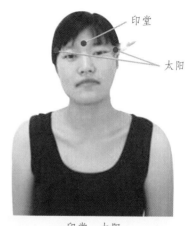

印堂、太阳

○合谷

【定位】在手背，第1、2掌骨之间，当第2掌骨桡侧的中点处。

【简便取穴】此穴在手背虎口附近，以一手的拇指第1个关节横纹正对另一手的虎口边，拇指屈曲按下，拇指尖所按之处即为此穴。

【功效】清泄邪热，助阳解表，行气活血，通调腑气。

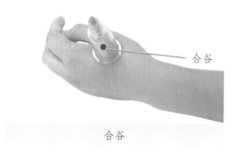

合谷

配穴 肝阳上亢者配太冲、肝俞
痰浊上扰者配丰隆、中脘

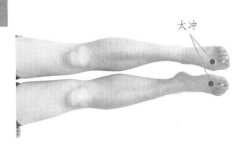

太冲

○太冲

【定位】在足背侧，当第1跖骨间隙的后方凹陷处。

【简便取穴】由1、2脚趾间缝纹头向足背上推，至两骨联合前缘凹陷处即为此穴。

【功效】平肝熄风，健脾化湿，疏肝解郁。

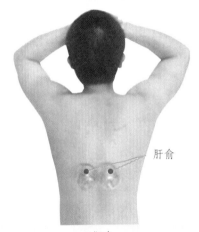

肝俞

○肝俞

【定位】在背部，当第9胸椎棘突下，旁开1.5寸。

【简便取穴】在背部，与肩胛骨下缘平齐（即第7胸椎棘突下），向下推数2个棘突，即第9胸椎棘突下旁开2横指（食、中指）处，即为此穴。

【功效】清热化湿，疏肝利胆。

○丰隆

【定位】在小腿前外侧，当外踝尖上8寸，距胫骨前缘2横指（食、中指）。

【简便取穴】在小腿前外侧，膝中水平线（前平膝盖下缘，后平腘横纹）与外踝尖连线的中点，距胫骨前缘约2横指处凹陷中即为此穴。

【功效】健脾化痰，和胃降逆。

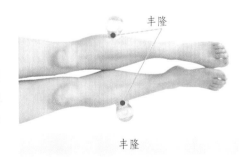

丰隆

○ 中脘

【定位】在腹部，脐中央上4寸，前正中线上。

【简便取穴】脐中央与胸骨体下缘两点之中
央（脐上4寸）即是本穴。

【功效】健脾和胃，温中化湿。

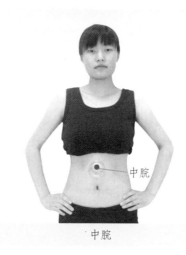

中脘

预防调护

（1）注意休息，保持环境安静，光线不宜过强。

（2）外感头痛平时应顺应四时变化，寒温适宜，起居定时，参加体育锻炼，以增强体质，抵御外邪侵袭。

（3）内伤所致者，应情绪舒畅，避免精神刺激，注意休息。

（4）肝阳上亢者，禁食肥甘厚腻、辛辣发物，以免生热动风，而加重病情。

（5）肝火头痛者，可用冷毛巾敷头部。

（6）因痰浊所致者，饮食宜清淡，勿进肥甘之品，以免助湿生痰。

（7）精血亏虚者，应加强饮食调理，多食脊髓、牛乳、蜂乳等血肉有情之品。

（8）各类头痛患者均应戒烟戒酒。宜选择合适的头部保健按摩法，以疏通经脉，调畅气血，防治头痛。

食疗小贴士

可常吃猪脑、桂圆、莲子、黄花菜、芝麻、核桃、豆浆、黑大豆、红枣、百合、枸杞子、蜂蜜等食物，少吃刺激性强的食物，忌烟和白酒。

桑椹麦芽汤：桑椹子15克，小麦芽50克，红枣10枚。将桑椹子、小麦芽、红枣同煎煮，取汁，分两次食用。可健脾，补肾，安神。

五 眩晕 头晕目眩 早点选拔罐

眩晕是一种常见的自觉症状，眩是眼花，晕是头晕，二者常时并见，故统称"眩晕"。轻者闭目即止，重者如坐车船，旋转不定，不能站立，或伴恶心呕吐，甚则昏倒等症状。若眩晕耳鸣、头胀痛、易怒、面红目赤、口苦，为此风阳上扰；若头痛如裹、视物旋转、胸闷呕恶，此为痰浊上蒙；若头晕目眩、面色淡白、神疲乏力、心悸少寐，此属气血亏虚；若眩晕久发不已、心烦口干、腰膝酸软、少寐，此属肝肾阴虚。

眩晕是临床常见症状，可见于西医的多种疾病。凡梅尼埃病、高血压病、低血压、脑动脉硬化、椎－基底动脉供血不足、贫血、神经衰弱等，临床表现以眩晕为主症者，皆可参照本篇内容进行拔罐治疗。

留罐法 肝俞、太阳、印堂、太冲、肾俞、三阴交、足三里、气海、膈俞

用闪火法拔罐于穴位上，留罐10~15分钟，拔罐隔日一次，7~10次为一疗程，两个疗程之间应间隔3~5天（或等罐斑痕迹消失）。

主穴 肝俞、太阳、印堂

肝俞

【定位】在背部，当第9胸椎棘突下，旁开1.5寸。

【简便取穴】在背部，与肩胛骨下缘平齐（即第7胸椎棘突下），向下推数2个棘突，即第9胸椎棘突下，旁开2横指（食、中指）处，即为此穴。

【功效】清热化湿，疏肝利胆。

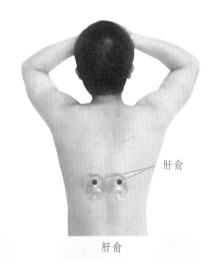

肝俞

肝俞

太阳

【定位】正坐或侧伏坐位，在颞部，当眉梢与目外眦之间，向后约1横指的凹陷处。

【简便取穴】在头颞部，于眉梢与外眼角之间，外眼角外方，外侧眼眶上凹陷处即为此穴。

【功效】清肝明目，通络止痛。

印堂

【定位】在头部，两眉毛内侧端中间的凹陷中。

【简便取穴】头部两眉头凹陷连线的中点。

【功效】清头明目，通鼻开窍。

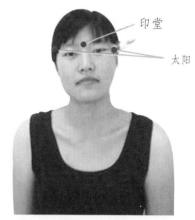

太阳、印堂

配穴　肝阳上亢者配太冲、肾俞、三阴交
气血亏虚者配足三里、气海、膈俞

太冲

【定位】在足背侧，当第1跖骨间隙的后方凹陷处。

【简便取穴】由1、2脚趾间缝纹头向足背上推，至两骨联合前缘凹陷处即为此穴。

【功效】平肝熄风，健脾化湿，疏肝解郁。

肾俞

【定位】在背部，当第2腰椎棘突下，旁开1.5寸。

【简便取穴】先取命门穴，由命门穴（直立，由肚脐中作线环绕身体一周，该线与后正中线之交点即是本穴）旁开双侧各2横指（食、中指）处即是本穴。

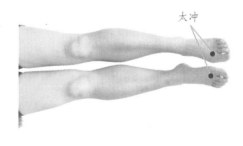

太冲

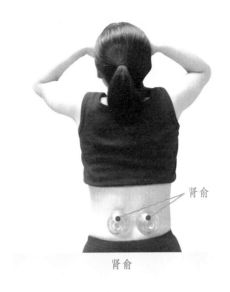

肾俞

肾俞

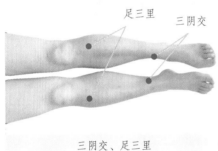

足三里　　三阴交

三阴交、足三里

气海

【定位】在下腹部，脐中下1.5寸，前正中线上。

【简便取穴】肚脐直下2横指（食、中指）处即是本穴。

【功效】益气助阳，调经固精。

【功效】益肾助阳，纳气利水，强腰聪耳。

三阴交

【定位】在小腿内侧，当足内踝尖上3寸，胫骨内侧缘后方。

【简便取穴】正坐屈膝成直角，在小腿内侧，四指并拢，以小指下缘紧靠内踝尖上，食指上缘所在水平线与胫骨后缘交点处即为此穴。

【功效】健脾和胃，补益肝肾，调经止带。

足三里

【定位】在小腿前外侧，当犊鼻（在膝前区，髌韧带外侧凹陷中）下3寸，距胫骨前缘1横指（中指）。

【简便取穴】在小腿前外侧，外膝眼下4横指，胫骨边缘1横指（中指）。

【功效】健脾和胃，调和气血，扶正培元，通经活血。

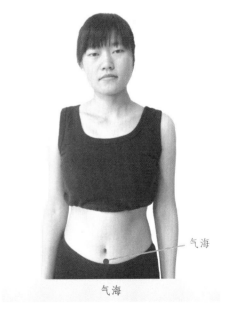

气海

气海

膈俞

【定位】在背部，当第7胸椎棘突下，旁开1.5寸。

【简便取穴】在背部，与肩胛骨下缘平齐（即第7胸椎棘突下），旁开2横指（食、中指）处。

【功效】活血止血，宽胸降逆。

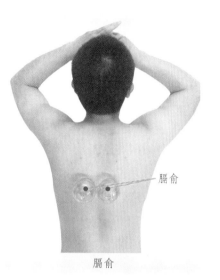

膈俞

注意事项

（1）拔罐治疗高血压可取的较好的疗效，尤其对于高血压 I 、 II 期。

（2）如果是继发性高血压，应注意治疗原发疾病。

预防调护

（1）适当锻炼，增强体质。避免突然、剧烈的体位改变和头颈部运动。

（2）保持情绪稳定，防止七情内伤。

（3）注意劳逸结合，避免体力和脑力的过度劳累。

（4）饮食有节，防止暴饮暴食、过食肥甘醇酒及过咸伤肾之品，尽量戒烟戒酒。

食疗小贴士

肾精亏损宜用中药材有：人参、党参、黄芪、山药、首乌、桑葚、山茱萸等。食物可用禽蛋、牛羊肉、黑豆、扁豆、核桃、芝麻等。"肝风内动、肝阳上亢"者宜用中药材有：天麻、菊花、枸杞等。食物可用鱼头、芹菜等。

参枣核桃粥：人参6克，红枣15克，桂圆3克，核桃10克，粳米50克。粳米、红枣、桂圆、核桃洗净，加水煮至粥将稠时，加入人参煮20~30分钟即可。可补益气血、滋阴补肾。

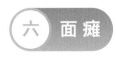

六 面瘫 　拔罐法
纠正口眼歪斜流口水

面瘫是以口眼歪斜为主要症状的疾病。临床上分为周围性与中枢性两种。前者是因茎乳突孔内急性非化脓性炎症所致，临床可见患侧表情肌瘫痪，额纹消失，不能皱眉，口眼歪斜向健侧等症。后者是由于脑内疾病如脑卒中等所引起，除有口眼歪斜，伸舌不居中，还伴有肢体瘫痪。两者在治法上基本相同，但前者疗效好，后者疗效较差。若面部受凉后面瘫发作，此多属风寒证；若因感冒发热，牙龈肿痛，中耳炎后引起面瘫，此为风热证。若迁延不愈，筋惕肉瞤，面肌萎缩，此为肝肾亏虚，虚风内动。

面瘫相当于西医学中面神经麻痹、面神经炎。本病以罐疗作为辅助疗法，须结合针刺、中药或中西医结合治疗。

1 留罐法 四白、颊车、地仓、合谷、肺俞、曲池、大椎

拔罐留罐10分钟，拔罐隔日一次，7~10次为一疗程，两个疗程之间应间隔3~5天（或等罐斑痕迹消失）。

主穴 四白、颊车、地仓

○四白

【定位】在面部，眶下孔处。

【简便取穴】正坐或仰卧，眼向前平视，当瞳孔直下，眶下缘下方之眶下孔中取穴。

【功效】清热止痛，祛风明目。

○颊车

【定位】在面部，下颌角前上方1横指（中指）。

【简便取穴】正坐或侧伏，于下颌角直上4分，向前1横指处。如上齿用力咬紧，有一肌肉（咬肌）凸起，放松时，用手切掐有陷并酸胀处是穴。

【功效】祛风清热，开关通络。

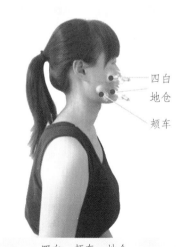

四白、颊车、地仓

○ 地仓

【定位】在面部，口角旁开0.4寸（指寸）。

【功效】祛风扶正，通络止痛。

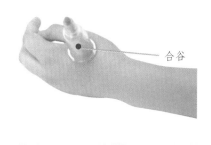

合谷

○ 肺俞

【定位】在背部，当第3胸椎棘突下，旁开1.5寸。

【简便取穴】由大椎穴（略低头，颈部后正中线上，最突起处即为第7颈椎棘突，转动颈部，随之而动的棘突为第7颈椎棘突，其下方凹陷中即为此穴）往下推3个椎骨即为第3胸椎，由此椎棘突下双侧旁开2横指（食、中指）处即是本穴。

【功效】宣肺平喘，化痰止咳，清热理气。

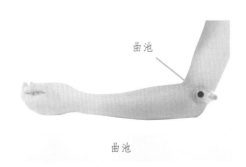

曲池

配穴 风寒型配合谷、肺俞
风热型配曲池、大椎

○ 合谷

【定位】在手背，第1、2掌骨之间，当第2掌骨桡侧的中点处。

【简便取穴】此穴在手背虎口附近，以一手的拇指第1个关节横纹正对另一手的虎口边，拇指屈曲按下，拇指尖所按之处即为此穴。

【功效】清泄邪热，助阳解表，行气活血，通调腑气。

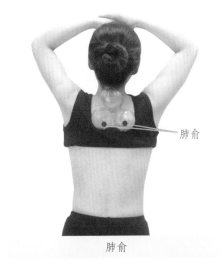

肺俞

○ 曲池

【定位】在肘横纹外侧端，屈肘，当尺泽（在肘区，肘横纹上，肱二头肌腱桡侧缘凹陷中）与肱骨外上髁连线的中点。

【简便取穴】屈肘成直角时，肘横纹外侧端的凹陷处即为此穴。

【功效】散风止痒，清热消肿。

◎ 大椎

【定位】在后正中线上，第7颈椎棘突下凹陷中。

【简便取穴】略低头，颈部后正中线上，最突起处即为第7颈椎棘突，转动颈部，随之而动的棘突为第7颈椎棘突，其下方凹陷中即为此穴。

【功效】清热解表，截疟止痫。

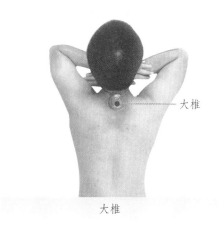

大椎

大椎

② 闪罐法

取上文肺俞、大椎穴位，以闪火法将罐吸附于皮肤后，立即提拉罐使其脱开，反复操作，直至皮肤潮红发热，闪罐隔日一次，7~10次为一疗程，两个疗程之间应间隔3~5天（或等罐斑痕迹消失）。

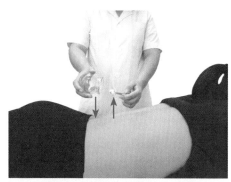

闪罐法

 注意事项

（1）拔罐治疗面瘫以周围性的疗效为好；急性者疗效较好，慢性者效果差；肿瘤和某些其他疾病导致的面神经严重损害者，不在治疗之列。

（2）面部皮肤娇嫩，拔罐治疗时应注意负压不宜过大，拔罐时间不宜过长，防止面部皮肤烫伤，影响美观。

（3）本病要坚持治疗。选穴时一般取患侧，病程较长者加取健侧穴位。

预防调护

（1）防治面瘫最好的办法是平时要注意保持良好的心情，保证充足的睡眠，并适当进行体育运动，增强机体免疫力。

（2）面瘫患者在服药期间，忌辛辣刺激食物，如白酒、大蒜、海鲜、浓茶、麻辣火锅等，宜多食新鲜蔬菜、粗粮、黄豆制品、大枣、瘦肉等。

（3）面瘫患者需要减少光源刺激，如电脑、电视、紫外线等。需要多做功能性锻炼，如抬眉、鼓气、双眼紧闭、张大嘴等。每天需要坚持穴位按摩。用热毛巾敷脸，每晚3~4次，勿用冷水洗脸。治疗期间面部应避风寒，必要时应戴口罩、眼罩。睡觉之前用热水泡脚，有条件的话，做些足底按摩。

食疗小贴士

面瘫病人不宜吃辛辣油腻食物。辛辣食物如辣椒、花椒、大葱、大蒜等。油腻食物如肥肉、油煎、油炸食品、年糕、糍粑等。

七 呃逆 拔罐法 理顺你的气

呃逆是指胃气上逆动膈，以气逆上冲，喉间呃呃连声，声短而频，难以自制为主要表现的病证。俗称"打嗝"。

呃逆相当于西医的单纯性膈肌痉挛，而其他疾病如胃肠神经官能症、胃炎、胃扩张、胸腹腔肿瘤、肝硬化晚期、脑血管病、尿毒症，以及胸腹手术后等所引起的膈肌痉挛之呃逆，皆可参照本篇内容进行拔罐治疗。

1 闪罐法 膈俞

嘱患者取俯卧位，取膈俞，用闪罐法，待呃逆停止后，以皮肤充血为度留罐5分钟。闪罐隔日一次，7~10次为一疗程，两个疗程之间应间隔3~5天（或等罐斑痕迹消失），严重心脏病患者慎用此法。

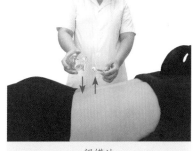

闪罐法

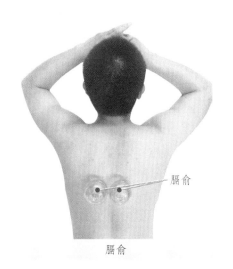

膈俞

膈俞

【定位】在背部，当第7胸椎棘突下，旁开
1.5寸。

【简便取穴】在背部，与肩胛骨下缘平齐
（即第7胸椎棘突下），旁开2横指处。

【功效】活血止血，宽胸降逆。

② **留罐法** 膈俞、内关、足三里、梁门、气海、胃俞、三阴交

取下列诸穴拔罐，同一部位隔日一次，7~10次为一疗程，两个疗程之间应间隔3~5
天（或等罐斑痕迹消失），虚寒证拔罐后可加温灸。

主穴 / 膈俞、内关、足三里

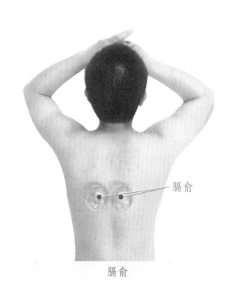

膈俞

膈俞

【定位】在背部，当第7胸椎棘突下，旁开
1.5寸。

【简便取穴】在背部，与肩胛骨下缘平齐
（即第7胸椎棘突下），旁开2横指（食、
中指）处。

【功效】活血止血，宽胸降逆。

内关

【定位】在前臂掌侧，当曲泽（在肘前区，肘横纹上，肱二头肌腱的尺侧缘凹陷中）与大陵（在腕前区，腕掌侧远端横纹中，掌长肌腱与桡侧腕屈肌腱之间）连线上，腕横纹上2寸，掌长肌腱与桡侧腕屈肌腱之间。

【简便取穴】仰掌，微屈腕关节，从掌后第1横纹上2横指（大拇指），当两条大筋之间即是本穴。

【功效】宁心安神，理气和胃，疏经活络。

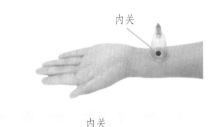

内关

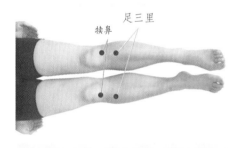

足三里

足三里

【定位】在小腿前外侧，当犊鼻（在膝前区，髌韧带外侧凹陷中）下3寸，距胫骨前缘1横指（中指）。

【简便取穴】在小腿前外侧，外膝眼下4横指，胫骨边缘1横指（中指）。

【功效】健脾和胃，调和气血，扶正培元，通经活血。

配穴 畏寒气逆证配梁门、气海
胃阴不足证配胃俞、三阴交

梁门

【定位】在上腹部，脐中上4寸，前正中线旁开2寸。

【功效】健胃调中，和胃理气。

气海

【定位】在下腹部，前正中线上，脐中下1.5寸。

【简便取穴】肚脐直下2横指（食、中指）处即是本穴。

【功效】益气助阳，调经固精。

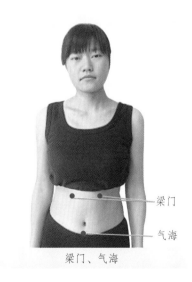

梁门、气海

○ 胃俞

【定位】在背部，当第12胸椎棘突下，旁开1.5寸。

【简便取穴】与肚脐中相对应处即为第2腰椎，由第2腰椎往上摸2个椎体，即为第12胸椎，由其棘突下旁开食、中2横指处即是本穴。

【功效】健脾和胃，理中降逆。

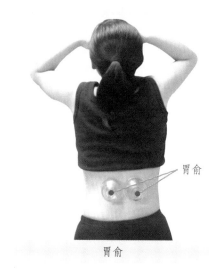

胃俞

○ 三阴交

【定位】在小腿内侧，当足内踝尖上3寸，胫骨内侧缘后方。

【简便取穴】正坐屈膝成直角，在小腿内侧，四指并拢，以小指下缘紧靠内踝尖上，食指上缘所在水平线与胫骨后缘交点处即为此穴。

【功效】健脾和胃，补益肝肾，调经止带。

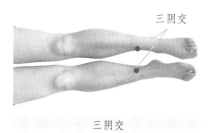

三阴交

⚠ 注意事项

（1）本病在治疗时，如果突然出现持续不断的膈肌痉挛，预示病情危重并趋向恶化。

（2）老年人、冠心病患者无任何明显诱发因素，突然出现连续的呃逆，应警惕可能有心肌梗死发生，均不宜做拔罐治疗，并应及时就诊，以免延误病情。

☺ 预防调护

（1）应保持精神舒畅，避免暴怒、过喜等不良情志刺激。

（2）注意寒温适宜，避免外邪侵袭。

（3）饮食宜清淡，忌生冷、辛辣、肥腻之品，避免饥饱无常，发作时应进食易消化食物。

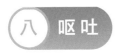

脾胃阳虚型，常用中药材有党参、黄芪、肉桂、丁香、紫苏、陈皮、沙参、玉竹、麦冬、石斛等。食物可用鲜生姜、白菜、刀豆、豌豆、番茄、刀鱼、羊乳等。

姜枣陈皮煎：鲜生姜30克，红枣10克，陈皮3克，调味料适量。鲜生姜洗净切片，红枣洗净煮至熟软时，加入生姜片、陈皮，略煮即可。可温胃散寒，理气止呃。

八 呕吐　恶心呕吐常拔罐 方法有效又安全

呕吐是临床常见症状，可见于多种疾病，凡风寒湿热诸邪，以及痰饮、食积、肝郁等引起胃失和降，气逆于上皆可发生呕吐。呕与吐古人有所区别，有声无物谓之"呕"，有物无声谓之"吐"，因临床呕与吐常并见，故统称为呕吐。若宿食不消，则见脘腹胀满或疼痛，嗳气食臭，便秘，苔厚腻；肝气犯胃，多见胁痛呕酸；外感之邪犯胃，恶寒发热，进食则吐；脾胃虚弱，则纳呆，呕吐时作，便溏。

呕吐可以出现于西医学的多种疾病之中，如神经性呕吐、急性胃炎、胃黏膜脱垂症、幽门痉挛、幽门梗阻、贲门痉挛、十二指肠壅积症等。其他如肠梗阻、急性胰腺炎、急性胆囊炎、尿毒症、心源性呕吐、颅脑疾病，表现以呕吐为主症时，皆可参照本篇内容进行拔罐治疗。

指压加拔罐法　内关、足三里、中脘、胃俞、梁门、气海、胃俞、三阴交

先指按压内关、足三里各2分钟后，再取余下穴位用闪火法拔罐留罐10~15分钟，同一部位拔罐隔日一次，7~10次为一疗程，两个疗程之间应间隔3~5天（或等罐斑痕迹消失）。

主穴　内关、足三里、中脘、胃俞

内关

【定位】在前臂掌侧，当曲泽（在肘前区，肘横纹上，肱二头肌腱的尺侧缘凹陷中）与大陵（在腕前区，腕掌侧远端横纹中，

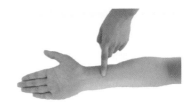

内关

掌长肌腱与桡侧腕屈肌腱之间）连线上，腕横纹上2寸，掌长肌腱与桡侧腕屈肌腱之间。

【简便取穴】仰掌，微屈腕关节，从掌后第1横纹上2横指（食、中指），当两条大筋之间即是本穴。

【功效】宁心安神，理气和胃，疏经活络。

足三里

【定位】在小腿前外侧，当犊鼻（在膝前区，髌韧带外侧凹陷中）下3寸，距胫骨前缘1横指（中指）。

【简便取穴】在小腿前外侧，外膝眼下4横指，胫骨边缘1横指（中指）。

【功效】健脾和胃，调和气血，扶正培元，通经活血。

中脘

【定位】在腹部，脐中上4寸前正中线上。

【简便取穴】脐中央与胸骨体下缘两点之中央（脐上4寸）即是本穴。

【功效】健脾和胃，温中化湿。

胃俞

【定位】在背部，当第12胸椎棘突下，旁开1.5寸。

【简便取穴】与肚脐中相对应处即为第2腰椎，由第2腰椎往上摸2个椎体，即为第12胸椎，由其棘突下旁开食、中2横指处即是本穴。

【功效】健脾和胃，理中降逆。

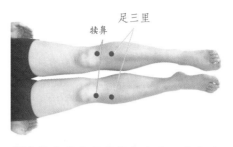

足三里

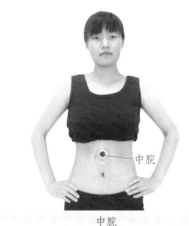

中脘

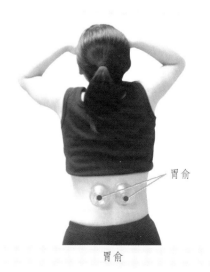

胃俞

配穴 伤食呕吐配下脘、天枢
肝气犯胃配肝俞、阳陵泉、梁丘

下脘

【定位】在上腹部，脐中上2寸，前正中线上。

【简便取穴】肚脐中央直上2横指（食、中指）处即是本穴。

【功效】消积导滞，通降胃气。

天枢

【定位】在腹部，横平脐中，前正中线旁开2寸。

【简便取穴】肚脐水平线上，脐旁2横指（大拇指）。

【功效】健脾和胃，调经导滞。

肝俞

【定位】在背部，当第9胸椎棘突下，旁开1.5寸。

【简便取穴】在背部，与肩胛骨下缘平齐（即第7胸椎棘突下），向下推数2个棘突，即第9胸椎棘突下旁开2横指（食、中指）处，即为此穴。

【功效】清热化湿，疏肝利胆。

阳陵泉

【定位】在小腿外侧，当腓骨头前下方凹陷处。

【简便取穴】小腿外侧，膝盖外下方，以拇指指腹按于腓骨头，拇指向下斜指胫骨前脊，拇指尖所指之处即是此穴。

【功效】疏肝利胆，舒筋镇痉。

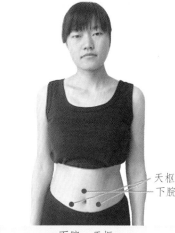

下脘、天枢

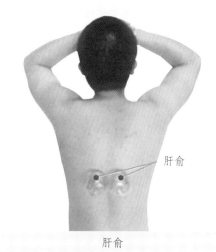

肝俞

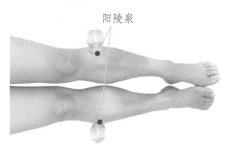

阳陵泉

梁丘

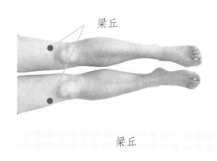

梁丘

梁丘

【定位】在股前区，髌底上2寸，股外侧肌与股直肌肌腱之间。

【简便取穴】当下肢用力蹬直时，髌骨外上缘上方可见一凹陷（股外直肌与股直肌之间结合部），该凹陷正中即是本穴。

【功效】通经活络，理气止痛。

 注意事项

对呕吐不止的病人，应嘱其卧床休息，密切观察病情变化。服药时，尽量选择药物刺激性气味小的，否则随服随吐，更伤胃气。服药方法，应少量频服为佳，以减轻胃的负担。根据病人情况，以热饮为宜，并可加入少量生姜或姜汁，以免格拒难下，逆而复出。

预防调护

（1）起居有常，生活有节，避免风寒暑湿秽浊之邪的入侵。

（2）保持心情舒畅，避免精神刺激，对肝气犯胃者，尤当注意。

（3）饮食方面也应注意调理。脾胃素虚患者，饮食不宜过多，同时勿食生冷瓜果等，禁服寒凉药物。若胃中有热者，忌食肥甘厚腻、辛辣香燥、醇酒等物品，禁服温燥药物，戒烟。

食疗小贴士

菊苗竹茹粥：取菊花苗10克、竹茹10克、粳米50克。先将菊花苗、竹茹加适量水煎煮，过滤去渣取汁备用；然后将粳米加水煮至将熟，倒入药汁，煮至熟透；再加入少许食盐调味即成。每日早、晚温热食之。此粥可清胃热、止呕吐，适用于胃神经功能症，如呕吐、胸闷、心烦易怒等。

九 胃痛 拔罐法 安抚你的胃

胃痛又称"胃脘痛"，临床表现以上腹胃脘部近心窝处经常发生疼痛为主症，故又名"胃心痛""心下痛"。中医学认为，胃痛多由于胃气阻滞或胃失温煦或濡养所致。若胃痛喜温喜按，呕吐清水，遇生冷则胃痛加重，此为脾胃虚寒；若胃脘胀痛，嗳气吞酸，脘痛连胁，为肝胃不和；如胃痛暴作，恶寒喜暖，呕吐清水，此是寒邪犯胃；若胃脘胀痛，嗳腐吞酸，吐食或矢气后痛减，苔黄腻，此是饮食所伤。

西医学中急性胃炎、慢性胃炎、胃溃疡、十二指肠溃疡、功能性消化不良、胃黏膜脱垂等病以上腹部疼痛为主要症状者，皆可参照本篇内容进行拔罐治疗。

1 留罐法 足三里、中脘、胃俞、脾俞、内关、梁丘、天枢

用闪火法拔罐并留罐10~15分钟，拔罐隔日一次，7~10次为一疗程，两个疗程之间应间隔3~5天（或等罐斑痕迹消失）。

主穴 足三里、中脘、胃俞、脾俞、内关

○足三里

【定位】在小腿前外侧，当犊鼻（在膝前区，髌韧带外侧凹陷中）下3寸，距胫骨前缘1横指（中指）。

【简便取穴】在小腿前外侧，外膝眼下4横指，胫骨边缘1横指（中指）。

【功效】健脾和胃，调和气血，扶正培元，通经活血。

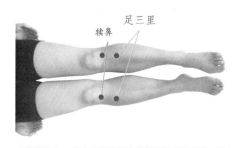

足三里

中脘

【定位】在上腹部，脐中上4寸，前正中线上。

【简便取穴】脐中央与胸骨体下缘两点之中央（脐上4寸）即是本穴。

【功效】健脾和胃，温中化湿。

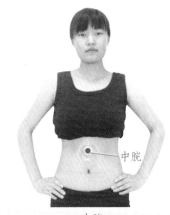

中脘

胃俞

【定位】在背部，当第12胸椎棘突下，旁开1.5寸。

【简便取穴】与肚脐中相对应处即为第2腰椎，由第2腰椎往上摸2个椎体，即为第12胸椎，由其棘突下旁开食、中2横指处即是本穴。

【功效】健脾和胃，理中降逆。

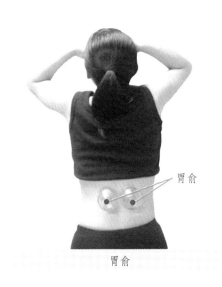

胃俞

脾俞

【定位】在背部，当第11胸椎棘突下，旁开1.5寸。

【简便取穴】与肚脐中相对应处即为第2腰椎，由第2腰椎往上摸3个椎体，即为第11胸椎，由其棘突下旁开2横指（食、中指）处即是本穴。

【功效】健脾和胃，理中降逆。

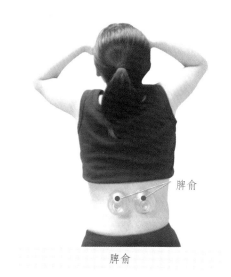

脾俞

内关

【定位】在前臂掌侧，当曲泽（在肘前区，肘横纹上，肱二头肌腱的尺侧缘凹陷中）与大陵（在腕前区，腕掌侧远端横纹中，掌长肌腱与桡侧腕屈肌腱之间）连线上，腕横纹上2寸，掌长肌腱与桡侧腕屈肌腱之间。

【简便取穴】仰掌，微屈腕关节，从掌后第1横纹上2横指（大拇指），当两条大筋之间即是本穴。

【功效】宁心安神，理气和胃，疏经活络。

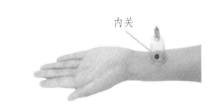

内关

配穴 痛甚加梁丘
饮食伤胃配天枢

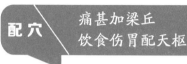

梁丘

梁丘

【定位】在股前区，髌底上2寸，股外侧肌与股直肌肌腱之间。

【简便取穴】当下肢用力蹬直时，髌骨外上缘上方可见一凹陷（股外直肌与股直肌之间结合部），该凹陷正中即是本穴。

【功效】通经活络，理气止痛。

天枢

【定位】在腹部，横平脐中，前正中线旁开2寸。

【简便取穴】肚脐水平线上，脐旁2横指（大拇指）。

【功效】健脾和胃，调经导滞。

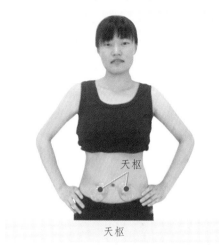

天枢

② 闪罐法 中脘、胃俞、脾俞

　　取中脘、胃俞、脾俞，拔闪火罐，以皮肤潮红为度，拔罐隔日一次，7~10次为一疗程，两个疗程之间应间隔3~5天（或等罐斑痕迹消失）。

○ 中脘

【定位】在上腹部，脐中上4寸，前正中线上。

【简便取穴】脐中央与胸骨体下缘两点之中央（脐上4寸）即是本穴。

【功效】健脾和胃，温中化湿。

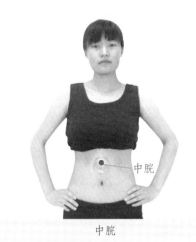

中脘

○ 胃俞

【定位】在背部，当第12胸椎棘突下，旁开1.5寸。

【简便取穴】与肚脐中相对应处即为第2腰椎，由第2腰椎往上摸2个椎体，即为第12胸椎，由其棘突下旁开食、中2横指处即是本穴。

【功效】健脾和胃，理中降逆。

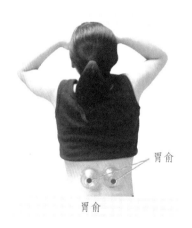

胃俞

○ 脾俞

【定位】在背部，当第11胸椎棘突下，旁开1.5寸。

【简便取穴】与肚脐中相对应处即为第2腰椎，由第2腰椎往上摸3个椎体，即为第11胸椎，由其棘突下旁开2横指（食、中指）处即是本穴。

【功效】健脾和胃，理中降逆。

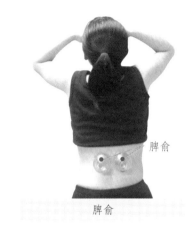

脾俞

注意事项

（1）拔罐治疗胃痛，能有效地使疼痛缓解或消除，同时对某些疾病，如急性胃炎、胃溃疡、胃神经官能症、胃痉挛、胃下垂等也具有一定的治疗作用。

（2）慢性胃炎要坚持治疗，进食时应细细咀嚼。对患有萎缩性胃炎者，可长期饮用酸奶及酸性食物，有助于萎缩性胃炎的治疗。

预防调护

（1）养成有规律的生活与饮食习惯，忌暴饮暴食、饥饱不匀。

（2）胃痛持续不已者，应在一定时期内进流质或半流质饮食，少食多餐，以清淡易消化的食物为宜，忌粗糙多纤维饮食，尽量避免进食浓茶、咖啡和辛辣食物，进食宜细嚼慢咽。

（3）慎用水杨酸、肾上腺皮质激素等西药。

（4）保持乐观情绪，避免过度劳累与紧张。

食疗小贴士

常用中药材有：黄芪、人参、党参、白术、炙甘草、沙参、麦冬、生地等。

食物可用：粳米、鸡蛋、鸭蛋、猪肉、猪肚、鱼肉、牛肉、牛奶、豆浆、卷心菜、生菜、生姜、砂仁、豆蔻、猴头菇、香菇等。

蔻仁香牛肉：牛肉100克，太子参6克，豆蔻0.3克，砂仁0.3克，陈皮3克。牛肉略洗切块，将太子参、陈皮、豆蔻、砂仁略洗后加适量水入炖盅，放入牛肉块；大火烧开，小火炖至近酥烂时调味即可。可疏肝养胃、理气和胃，适合气滞胃寒者食用。

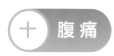

腹痛　拔罐法 让腹部更舒坦

腹痛是以胃脘以下，耻骨以上部位发生疼痛的一种症状。多由饮食失节，受寒热湿邪，气滞湿阻，脾胃虚弱及外伤等原因引起。若腹痛暴急，遇温则减、遇冷更甚，此为寒证；若腹痛拒按，烦渴引饮，自汗，便结，小便短赤，此为热证；若腹痛绵绵、时作时止，痛时喜按，疲劳后加甚，此为虚证；若脘腹胀满、拒按，嗳腐吞酸，腹痛欲泻，泄则痛减，此为食滞；若腹痛无定处，嗳气或矢气后痛减，此为气滞。

内科腹痛常见于西医学的肠易激综合征、消化不良、胃肠痉挛、不完全性肠梗阻、肠粘连、肠系膜和腹膜病变、腹型过敏性紫癜、泌尿系结石、急慢性胰腺炎、肠道寄生虫等，以腹痛为主要表现者皆可参照本篇内容进行拔罐治疗。

1 闪罐法 大肠俞、足三里、天枢、中脘、大横、下脘、梁门

取下列诸穴，用闪火法将罐拔于穴位上，然后将罐立即起下，反复数次，至皮肤潮红为止，拔罐隔日一次，7~10次为一疗程，两个疗程之间应间隔3~5天（或等罐斑痕迹消失）。

主穴 大肠俞、足三里、天枢

大肠俞

【定位】在脊柱区，第4腰椎棘突下，后正中线旁开1.5寸。

【简便取穴】髂嵴最高点之连线与脊柱之交点即为第4腰椎棘突下，由此旁开2横指（食、中指）处即是本穴。

【功效】调理肠胃，理气化滞。

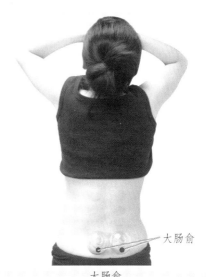

大肠俞

大肠俞

○足三里

【定位】在小腿前外侧，当犊鼻（在膝前区，髌韧带外侧凹陷中）下3寸，距胫骨前缘1横指（中指）。

【简便取穴】在小腿前外侧，外膝眼下4横指，胫骨边缘1横指（中指）。

【功效】健脾和胃，调和气血，扶正培元，通经活血。

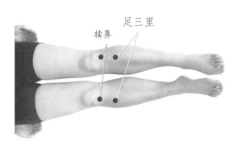

足三里

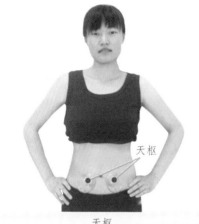

天枢

○天枢

【定位】在腹部，横平脐中，前正中线旁开2寸。

【简便取穴】肚脐水平线上，脐旁2横指（大拇指）。

【功效】健脾和胃，调经导滞。

配穴　寒证配中脘、大横
食滞配下脘、梁门

○中脘

【定位】在腹部，脐中央上4寸，前正中线上。

【简便取穴】脐中央与胸骨体下缘两点之中央（脐上4寸）即是本穴。

【功效】健脾和胃，温中化湿。

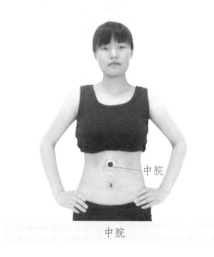

中脘

大横

【定位】在腹部，脐中旁开4寸。

【简便取穴】仰卧位，由两乳头向下作与前正中线的平行线，再由脐中央作一水平线，三线之两个交点即是本穴。

【功效】转运脾经水湿。

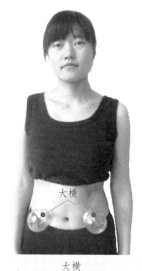

大横

下脘

【定位】在上腹部，脐中上2寸，前正中线上。

【简便取穴】肚脐中央直上2横指（食、中指）约2寸处即是本穴。

【功效】消积导滞，通降胃气。

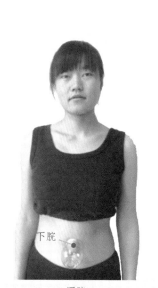

下脘

梁门

【定位】在上腹部，脐中上4寸，前正中线旁开2寸。

【功效】健脾和胃，温中化湿。

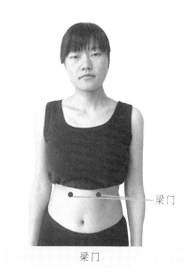

梁门

② 留罐法

腹痛甚者，将罐吸拔在上述穴位上，留置10~15分钟，拔罐隔日一次，7~10次为一疗程，两个疗程之间应间隔3~5天（或等罐斑痕迹消失）。

! 注意事项

（1）拔罐治疗腹痛效果较好，但在治疗过程中，要注意辨证施治、辨证选穴、辨证治疗，才能取得理想的效果。

（2）腹痛病症较复杂，临床应注意与肝胆疾患、心脏疾患等加以鉴别。对于溃疡病出血、穿孔等重症，应及时采取措施或进行外科治疗。

（3）一些慢性胃脘疼痛的患者，病程较长，体质多虚弱，宜应采用综合疗法，坚持治疗，以巩固疗效。

☺ 预防调护

（1）平素应饮食有节，进食易消化、富有营养的饮食。忌暴饮暴食及饮食生冷、不洁之物。

（2）虚寒者宜进热食；热证忌辛辣煎炸、肥甘厚腻之品。

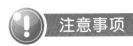

适宜食物：虚寒型腹痛，可适当选用姜、葱、芥末、胡椒、大蒜、韭菜等作调料。多选用温中益气之品，如羊肉、牛肉、南瓜、扁豆、山药、莲子、胡桃、龙眼、大枣、栗子、豆制品、乳类、蛋类等。气滞型腹痛，白萝卜、大蒜、韭菜、香菇、柑橘等有行气温中作用。血瘀型腹痛，饮食以易消化之温性食品为主，山楂、酒酿有行气活血功能。食滞型腹痛，食用萝卜、金桔、桔子、苹果、山楂等有宽中理气消食之物。

不适宜食物：虚寒型腹痛，忌食生冷与烈性酒浆。气滞型腹痛，应忌食南瓜、土豆及过甜之品等易壅阻气机的食物。

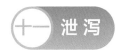

拔罐法
让你远离厕所烦恼

泄泻，亦称腹泻，指大便次数增多，质稀溏，甚至泻如水样为主要表现的病证。古人云："大便溏薄而势缓者为泄，大便清稀而直下者为泻。"本病四季均可发生，但尤以夏秋两季为多见，若发病急，大便次数增多，清稀如水样，恶寒食少，肠鸣腹痛者，此为寒湿困脾；若腹痛即泻，粪色黄褐秽臭，肛门灼热，此为肠腑湿热；若腹满胀痛，大便臭如败卵，泻后痛减，嗳腐吞酸，为食滞胃肠；若反复大便溏薄，面色萎黄，纳呆，为脾气亏虚；若黎明前脐腹作痛，泻后痛减，腰膝酸软者为肾阳亏虚。

凡属消化器官发生功能或器质性病变导致的腹泻，如急性肠炎、炎症性肠病、肠易激综合征、吸收不良综合征、肠道肿瘤、肠结核等，或其他脏器病变影响消化吸收功能而以泄泻为主症者，皆可参照本篇内容进行拔罐治疗。

闪罐法 脾俞、天枢、大肠俞、足三里、上巨虚、关元、曲池、下脘

取下列诸穴，用闪火法将罐拔于穴位上，然后将罐立即起下，反复数次，至皮肤潮红为止，拔罐隔日一次，7~10次为一疗程，两个疗程之间应间隔3~5天（或等罐斑痕迹消失）。

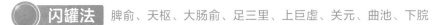

主穴 脾俞、天枢、大肠俞、足三里

脾俞

【定位】在背部，当第11胸椎棘突下，旁开1.5寸。

【简便取穴】与肚脐中相对应处即为第2腰椎，由第2腰椎往上摸3个椎体，即为第11胸椎，由其棘突下旁开2横指（食、中指）处即是本穴。

【功效】健脾和胃，理中降逆。

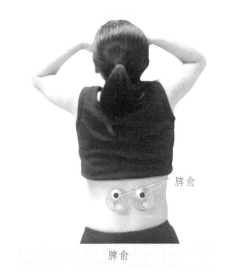

脾俞

天枢

【定位】在腹部，横平脐中，前正中线旁开
2寸。

【简便取穴】肚脐水平线上，脐旁2横指
（大拇指）。

【功效】健脾和胃，调经导滞。

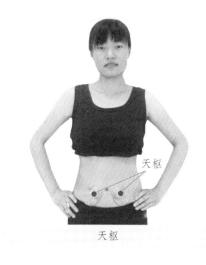

天枢

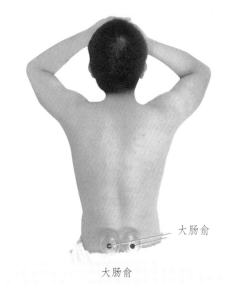

大肠俞

大肠俞

【定位】在脊柱区，第4腰椎棘突下，后正
中线旁开1.5寸。

【简便取穴】髂嵴最高点之联线与脊柱之
交点即为第4腰椎棘突下，由此旁开2横指
（食、中指）处即是本穴。

【功效】调理肠胃，理气化滞。

足三里

【定位】在小腿前外侧，当犊鼻（在膝前
区，髌韧带外侧凹陷中）下3寸，距胫骨前
缘1横指（中指）。

【简便取穴】在小腿前外侧，外膝眼下4横
指，胫骨边缘1横指（中指）。

【功效】健脾和胃，调和气血，扶正培元，
通经活血。

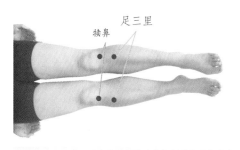

足三里

配穴 寒湿困脾配上巨虚、关元
肠腑湿热配曲池、下脘

上巨虚

【定位】在小腿外侧，犊鼻（在膝前区，髌韧带外侧凹陷中）下6寸，犊鼻与解溪（在踝区，踝关节前面中央凹陷中，拇长伸肌腱与趾长伸肌腱之间）连线上。

【简便取穴】外膝眼（犊鼻穴）向下直量2次4横指处，当胫、腓骨之间即是本穴。

【功效】健脾和胃，理气通腑。

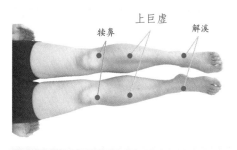

上巨虚

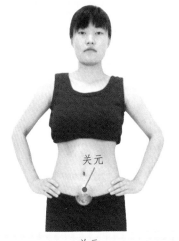

关元

关元

【定位】在下腹部，脐中央下3寸，前正中线上。

【简便取穴】脐中直下4横指处即是本穴。

【功效】培元固本，补益下焦。

曲池

【定位】在肘横纹外侧端，屈肘，当尺泽（在肘区，肘横纹上，肱二头肌腱桡侧缘凹陷中）与肱骨外上髁连线的中点。

【简便取穴】屈肘成直角时，肘横纹外侧端的凹陷处即为此穴。

【功效】散风止痒，清热消肿。

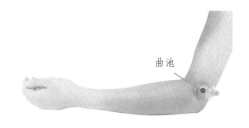

曲池

下脘

【定位】在上腹部，脐中央上2寸，前正中线上。

【简便取穴】肚脐中央直上2横指（食、中指）处即是本穴。

【功效】消积导滞，通降胃气。

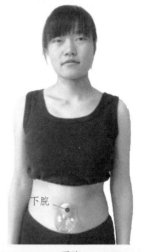

下脘

! 注意事项

（1）本病临床常见吐泻频繁所导致的脱水现象。因此，在治疗的同时，要求病人卧床休息，并大量饮用糖盐水。

（2）对脱水严重者应及时给予静脉补液。

☺ 预防调护

（1）起居有常，注意调畅情志，保持乐观心志，慎防风寒湿邪侵袭。

（2）饮食有节，宜清淡、富营养、易消化食物为主，可食用一些对消化吸收有帮助的食物，如山楂、山药、莲子、扁豆、芡实等。避免进食生冷不洁及难消化或清肠润滑食物。

（3）急性泄泻病人要给予流质或半流质饮食，忌食辛辣、肥甘、油腻荤腥食物；某些对牛奶、面筋等不耐受者宜禁食牛奶或面筋。若泄泻而耗伤胃气，可给予淡盐水、饭汤、米粥以养胃气。若虚寒腹泻，可予淡姜汤饮用，以振奋脾阳，调和胃气。

食疗小贴士

　　脾虚型泄泻可将扁豆炒食或煮食，可健脾、助消化、化湿止泻。胃肠虚弱型泄泻用桂圆100克，食肉后可再食一小部分桂圆壳。桂圆有强心、健胃的作用，桂圆壳有止泻的作用。水泻者将一条250克的鲫鱼同韭菜一起煮烂。喝汤食肉，可以温胃止泻。肾虚型泄泻每晚将250克山药煮而食之。山药益肾又健脾胃。

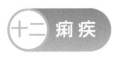

十二 痢疾 　**拔罐法
辅助痢疾康复**

　　痢疾为常见肠道传染病，以腹痛腹泻、里急后重、下痢赤白黏冻或脓血为主要临床表现，本病常发于夏秋季节，多有饮食不洁史。若为湿热痢，症见腹痛，里急后重，下痢赤白，肛门灼热，发热；若为寒湿痢，症见下痢赤白黏冻，白多赤少，里急后重，头重身困；若为疫毒痢，症见发病急，腹痛剧烈，里急后重，下痢红白相杂，壮热口渴，神昏；若为休息痢，症见下痢时发时止，日久不愈，发则下痢脓血，腹痛，里急后重；若为噤口痢，症见下痢赤白，脘闷纳呆，食则呕恶。

　　西医学中的细菌性痢疾、阿米巴性痢疾及临床上溃疡性结肠炎、放射性结肠炎、细菌性食物中毒等出现类似本病症状者，皆可参照本篇内容进行拔罐治疗。本病以罐疗作为辅助疗法，须结合针刺、中药或中西医结合治疗。

留罐法 天枢、上巨虚、足三里、中脘、气海、神阙、大肠俞、曲池

　　用闪火法将拔罐并留置10~15分钟，拔罐隔日一次，7~10次为一疗程，两个疗程之间应间隔3~5天（或等罐斑痕迹消失）。

主穴 ＼ 天枢、上巨虚、足三里

天枢

【定位】在腹部，横平脐中，前正中线旁开2寸。

【简便取穴】肚脐水平线上，脐旁2横指（大拇指）。

【功效】健脾和胃，调经导滞。

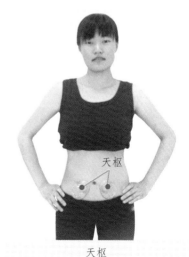

天枢

○上巨虚

【定位】在小腿外侧，犊鼻下6寸，犊鼻（在膝前区，髌韧带外侧凹陷中）与解溪（在踝区，踝关节前面中央凹陷中，拇长伸肌腱与趾长伸肌腱之间）连线上。

【简便取穴】外膝眼（犊鼻穴）向下直量2次4横指处，当胫、腓骨之间即是本穴。

【功效】健脾和胃，理气通腑。

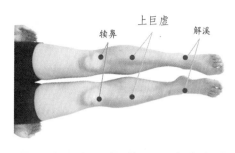

上巨虚

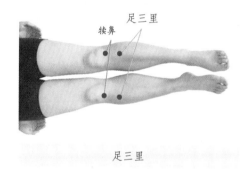

足三里

○足三里

【定位】在小腿前外侧，当犊鼻（在膝前区，髌韧带外侧凹陷中）下3寸，距胫骨前缘1横指（中指）。

【简便取穴】在小腿前外侧，外膝眼下4横指，胫骨边缘1横指（中指）。

【功效】健脾和胃，调和气血，扶正培元，通经活血。

配穴 寒湿痢加中脘、气海、神阙
湿热痢加大肠俞、曲池

○中脘

【定位】在腹部，脐中上4寸，前正中线上。

【简便取穴】脐中央与胸骨体下缘两点之中央（脐上4寸）即是本穴。

【功效】健脾和胃，温中化湿。

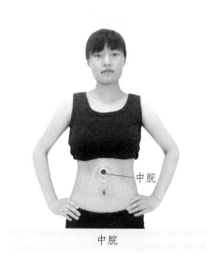

中脘

气海

【定位】在下腹部，脐中下1.5寸，前正中线上。

【简便取穴】肚脐直下2横指（食、中指）处即是本穴。

【功效】益气助阳，调经固精。

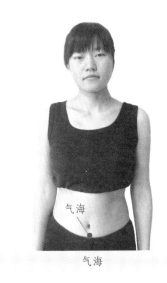

气海

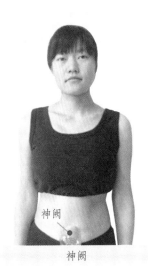

神阙

神阙

【定位】在脐中央处。

【简便取穴】肚脐中央即是本穴。

【功效】回阳救逆，利水固脱。

大肠俞

【定位】在脊柱区，第4腰椎棘突下，后正中线旁开1.5寸。

【简便取穴】髂嵴最高点之连线与脊柱之交点即为第4腰椎棘突下，由此旁开2横指（食、中指）处即是本穴。

【功效】调理肠胃，理气化滞。

 注意事项

病情严重，及时就医，可配合中西医措施，积极抢救。

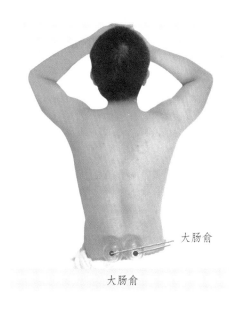

大肠俞

大肠俞

○ 曲池

【定位】在肘横纹外侧端，屈肘，当尺泽
（在肘区，肘横纹上，肱二头肌腱桡侧缘
凹陷中）与肱骨外上髁连线的中点。

【简便取穴】屈肘成直角时，肘横纹外侧端
的凹陷处即为此穴。

【功效】散风止痒，清热消肿。

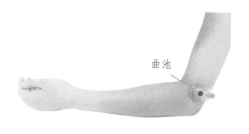

曲池

曲池

预防调护

（1）对于具有传染性的细菌性及阿米巴痢疾，应采取积极有效的预防措施，以
控制痢疾的传播和流行，如搞好水、粪的管理，饮食管理，消灭苍蝇等。

（2）在痢疾流行季节，可适当食用生蒜瓣，每次1~3瓣，每日2~3次；或将大
蒜瓣放入菜食之中食用；亦可用马齿苋、绿豆适量，煎汤饮用，对防止感染亦有一定作用。

（3）痢疾患者，须适当禁食，待稳定后，仍以清淡饮食为宜，忌食油腻荤腥之品。

食疗小贴士

马齿苋粥：马齿苋500克，洗净，捣烂取汁，粳米100克。将马齿苋汁与粳米同煮粥，
空腹任意食用，有清热利湿功效。用于下痢赤白、里急后重、胸腹胀满等症。

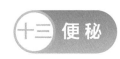

便秘 拔罐法 让你如厕更轻松

便秘指大便秘结不通，排便时间延长超过3日以上为主要临床表现，本病可见于各种慢性病中，只是其中的一个症状。若大便干结，腹部胀满，按之作痛，口干口臭，苔黄燥，脉滑实，此为肠道实热；若大便不畅，少腹胀满不舒，嗳气频作，脉细弦，此为肠道气滞；若大便干结，无力努挣，挣则汗出气短，面色㿠白，舌淡脉弱，此为脾虚气弱；如大便干结如羊屎，口干少津，舌红苔少，脉细数，此为阴虚肠燥。

西医学中的功能性便秘、肠道激惹综合征、肠炎恢复期肠蠕动减弱引起的便秘、直肠及肛门疾患引起的便秘，药物性便秘，内分泌及代谢性疾病的便秘，以及肌力减退所致的排便困难等，皆可参照本篇内容进行拔罐治疗。

留罐法 大肠俞、天枢、曲池、合谷、上巨虚、大横、腹结、气海

取下列诸穴，用闪火法拔罐后，留置10~15分钟，拔罐隔日一次，7~10次为一疗程，两个疗程之间应间隔3~5天（或等罐斑痕迹消失）。

主穴 ＞ 大肠俞、天枢

大肠俞

【定位】在脊柱区，第4腰椎棘突下，后正中线旁开1.5寸。

【简便取穴】髂嵴最高点之连线与脊柱之交点即为第4腰椎棘突下，由此旁开2横指（食、中指）处即是本穴。

【功效】调理肠胃，理气化滞。

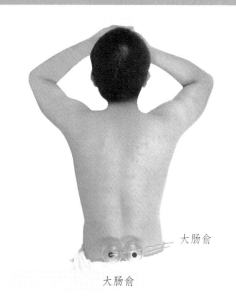

大肠俞

大肠俞

天枢

【定位】在腹部，横平脐中，前正中线旁开
2寸。

【简便取穴】肚脐水平线上，脐旁2横指
（大拇指）。

【功效】健脾和胃，调经导滞。

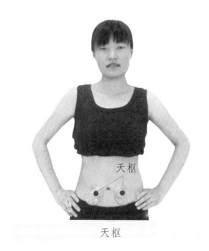

天枢

> **配穴** 肠道实热者加曲池、合谷、上巨虚
> 脾虚气弱者加大横、腹结、气海

○曲池

【定位】在肘横纹外侧端，屈肘，当尺泽
（在肘区，肘横纹上，肱二头肌腱桡侧缘
凹陷中）与肱骨外上髁连线的中点。

【简便取穴】屈肘成直角时，肘横纹外侧端
的凹陷处即为此穴。

【功效】散风止痒，清热消肿。

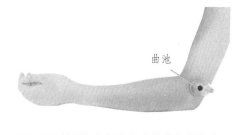

曲池

○合谷

【定位】在手背，第1、2掌骨之间，当第2
掌骨桡侧的中点处。

【简便取穴】此穴在手背虎口附近，以一手
的拇指第1个关节横纹正对另一手的虎口
边，拇指屈曲按下，拇指尖所按之处即为
此穴。

【功效】清泄邪热，助阳解表，行气活血，
通调腑气。

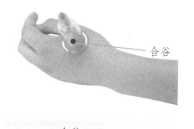

合谷

上巨虚

【定位】在小腿外侧，犊鼻（在膝前区，髌韧带外侧凹陷中）下6寸，犊鼻与解溪（在踝区，踝关节前面中央凹陷中，拇长伸肌腱与趾长伸肌腱之间）连线上。

【简便取穴】外膝眼（犊鼻穴）向下直量2次4横指处，当胫、腓骨之间即是本穴。

【功效】健脾和胃，理气通腑。

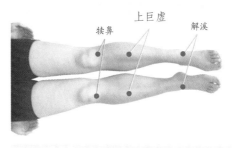

上巨虚

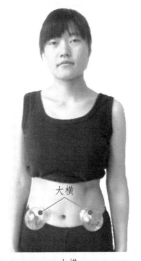

大横

大横

【定位】腹部，脐中旁开4寸。

【简便取穴】仰卧位，由两乳头向下作与前正中线的平行线，再由脐中央作一水平线，三线之两个交点即是本穴。

【功效】转运脾经水湿。

腹结

【定位】在下腹部，脐中下1.3寸，前正中线旁开4寸。

【功效】祛湿健脾。

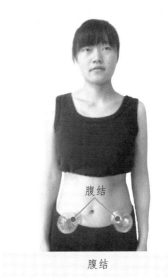

腹结

气海

【定位】在下腹部，脐中央下1.5寸，前正中线上。

【简便取穴】肚脐直下2横指（食、中指）处即是本穴。

【功效】益气助阳，调经固精。

 注意事项

本法对便秘有明显效果，治疗期间不可滥用泻下药。

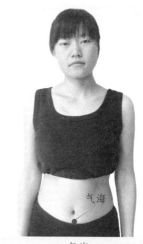

气海

预防调护

（1）注意饮食的调理，合理膳食，以清淡为主，多吃粗纤维的食物及香蕉、西瓜等水果，勿过食辛辣厚味或饮酒无度。

（2）每早按时如厕，养成定时大便的习惯。

（3）保持心情舒畅，加强身体锻炼，特别是腹肌的锻炼，有利于胃肠功能的改善。

（4）可采用食疗法，如黑芝麻、胡桃肉、松子仁等份，研细，稍加白蜜冲服，对阴血不足之便秘，颇有功效。

（5）外治法可采用灌肠法，如中药保留灌肠或清洁灌肠等。

食疗小贴士

老年便秘用红薯200克，大枣50克，蜂蜜25克。将红薯去皮切碎，放入大枣，加水500毫升，温火煎至约300毫升时加入蜂蜜，再用温火煎5~10分钟，待冷却后即可服用。日1剂，分早晚2次空腹服用。连汤带渣服完，一般服3~5日见效。

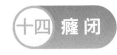 癃 闭 **拔罐法**
让你轻松小便不是梦

癃闭是以排尿困难，甚则小便闭塞不通为主症的疾病。小便不利，点滴而出为"癃"；小便不通，欲解不得为"闭"，一般合称"癃闭"。若小便量少难出，点滴而下，腹胀，舌红苔黄腻，此为湿热下注；若小便突然不通，或通而不畅，胁痛口苦，此为肝郁气滞；若小便滴沥不畅或尿如细线，腹胀满疼痛，舌紫暗，此为瘀浊阻塞；若小腹坠胀，小便欲解不得，或滴沥不爽，排尿无力，此为肾气亏虚。

西医学中各种原因引起的尿潴留及无尿症，如神经性尿闭、膀胱括约肌痉挛、尿道结石、尿路肿瘤、尿道损伤、尿道狭窄、前列腺增生症、脊髓炎等病所出现的尿潴留以及肾功能不全引起的少尿、无尿症，皆可参照本篇内容进行拔罐治疗。

留罐法 腰骶部、膀胱俞、阴陵泉、三阴交、太冲

取下列诸穴，用闪火法拔罐后，留置5~15分钟，拔罐隔日一次，7~10次为一疗程，两个疗程之间应间隔3~5天（或等罐斑痕迹消失）。

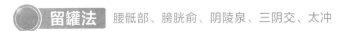 **主穴** 腰骶部（排罐）

○腰骶部（排罐）

 注意事项

拔罐疗法有一定疗效。若无效者，改用其他方法。

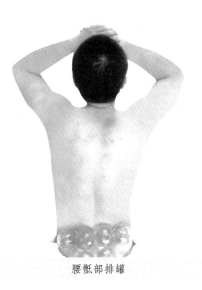
腰骶部排罐

配穴 湿热下注者配膀胱俞、阴陵泉、
三阴交；肝郁气滞者配太冲

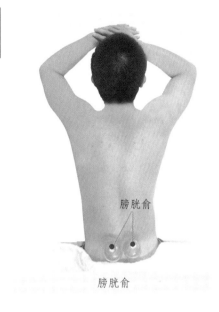

膀胱俞

◎ 膀胱俞

【定位】在骶区，横平第2骶后孔，骶正中
嵴旁开1.5寸。

【简便取穴】俯卧位，先摸到髂后上棘内缘
下，其与背脊正中线之间为第2骶后孔，平
齐该孔的椎体为第2骶椎，由此旁开2横指
（食、中指）处即是本穴。

【功效】培补下元，强腰健膝。

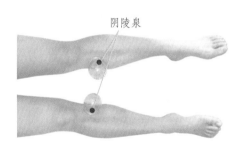

阴陵泉

阴陵泉

◎ 阴陵泉

【定位】在小腿内侧，胫骨内侧髁后下方凹
陷处。

【简便取穴】从下往上触摸小腿的内侧，左
膝盖的膝盖骨下面，可摸到凸块（胫骨内
侧髁），凸块的后下方凹陷处即为此穴。

【功效】健脾渗湿，益肾固精。

◎ 三阴交

【定位】小腿内侧，当足内踝尖上3寸，胫
骨内侧缘后方。

【简便取穴】正坐屈膝成直角，在小腿内
侧，四指并拢，以小指下缘紧靠内踝尖上，
食指上缘所在水平线与胫骨后缘交点处即
为此穴。

【功效】健脾和胃，补益肝肾，调经止带。

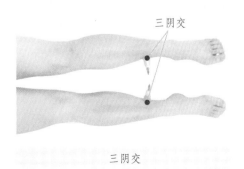

三阴交

三阴交

太冲

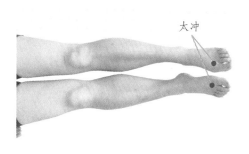

太冲

太冲

【定位】在足背侧，当第1跖骨间隙的后方凹陷处。

【简便取穴】由1、2脚趾间缝纹头向足背上推，至两骨联合前缘凹陷处即为此穴。

【功效】平肝熄风，健脾化湿，疏肝解郁。

预防调护

（1）锻炼身体，增强抵抗力，起居生活要有规律，避免久坐少动。

（2）保持心情舒畅，消除紧张情绪，切勿忧思恼怒。

（3）消除外邪入侵和湿热内生的有关因素，如过食肥甘、辛辣、醇酒，或忍尿、纵欲过度等。

（4）积极治疗淋证、水肿、尿路肿块、结石等疾患。

（5）尿潴留需进行导尿者，必须严格执行规范操作。保留导尿管病人，应经常保持阴部卫生，鼓励病人多饮水，保证病人每日尿量在2500毫升以上，且宜每4小时排出一次。当病人能自动结出小便时，尽快拔出导尿管。

食疗小贴士

中药可用的有：党参、黄芪、生地、车前子，泽泻、银花、芦根、茅根、牛膝等。

食品可用：鲫鱼、鲤鱼、薏米仁、芡实、绿豆、赤豆、冬瓜、西瓜皮等。水肿者应用赤小豆、薏米仁、茯苓、冬瓜、黄瓜、鲤鱼等。

十五 阳痿　拔罐法
让你远离男性烦恼

阳痿是指男子未临性功能衰退时期，出现阴茎不能勃起或勃起不坚，影响正常性生活的病证。若阳痿不举，畏寒肢冷，腰膝酸软，眩晕耳鸣，此为命门火衰；若阳痿不举，心悸易惊，胆怯多虑，此为惊恐伤肾；若阴茎痿软，勃而不坚，阴中潮湿臊臭，尿黄不畅，此为湿热下注；若阳痿，失眠健忘，纳少，心悸自汗，面色无华，此为心脾两虚。

西医学中各种功能及器质性疾病造成的阳痿，皆可参照本篇内容进行拔罐治疗。

1 留罐法 腰骶部、命门、三阴交、心俞、脾俞、足三里

吸拔火罐于如下穴位上，留罐10~15分钟，拔罐隔日一次，7~10次为一疗程，两个疗程之间应间隔3~5天（或等罐斑痕迹消失）。

主穴 腰骶部

腰骶部（排罐）

　注意事项

对于无生殖器官畸形和损害，又无神经系统损害者，采用本法治疗有一定效果，但在治疗期间不宜行房事。

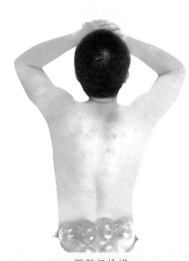

腰骶部排罐

> **配穴** 命门火衰配命门、三阴交；心脾两虚者配心俞、脾俞、足三里

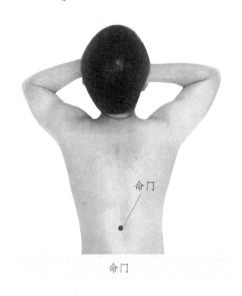

命门

命门

【定位】在脊柱区，第2腰椎棘突下凹陷中，后正中线上。

【简便取穴】直立，由肚脐中作线环绕身体一周，该线与后正中线之交点即是本穴。

【功效】补肾壮阳，舒筋活络。

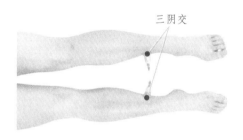

三阴交

三阴交

【定位】在小腿内侧，当足内踝尖上3寸，胫骨内侧缘后方。

【简便取穴】正坐屈膝成直角，在小腿内侧，四指并拢，以小指下缘紧靠内踝尖上，食指上缘所在水平线与胫骨后缘交点处即为此穴。

【功效】健脾和胃，补益肝肾，调经止带。

心俞

【定位】在背部，当第5胸椎棘突下，旁开1.5寸。

【简便取穴】由平双肩胛骨下角之椎骨（第7胸椎）往上推2个椎骨即第5胸椎骨，其棘突下双侧各旁开2横指（食、中指）处即是本穴。

【功效】宽胸降气，宁心止痛。

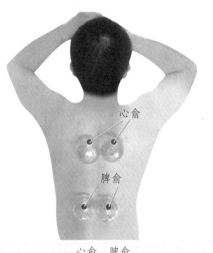

心俞、脾俞

○脾俞

【定位】在背部，当第11胸椎棘突下，旁开1.5寸。

【简便取穴】与肚脐中相对应处即为第2腰椎，由第2腰椎往上摸3个椎体，即为第11胸椎，由其棘突下旁开2横指（食、中指）处即是本穴。

【功效】健脾和胃，理中降逆。

○足三里

【定位】在小腿前外侧，当犊鼻（在膝前区，髌韧带外侧凹陷中）下3寸，距胫骨前缘1横指（中指）。

【简便取穴】在小腿前外侧，外膝眼下4横指，胫骨边缘1横指（中指）。

【功效】健脾和胃，调和气血，扶正培元，通经活血。

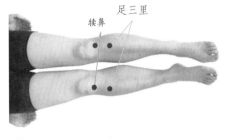

足三里

![预防调护]

　　（1）节制性欲，切勿恣情纵欲、房事过频、手淫过度，宜清心寡欲、摒除杂念、怡情养心。

　　（2）不应过食醇酒肥甘，避免湿热内生，壅塞经络，造成阳痿。

　　（3）积极治疗易造成阳痿的原发病，如糖尿病、动脉硬化、甲状腺功能亢进、皮质醇增多症等。

　　（4）情绪低落、焦虑惊恐是阳痿的重要诱因，精神抑郁是阳痿患者难以治愈的主要因素，因此调畅情志、怡悦心情、防止精神紧张是预防及调护阳痿的重要环节。

食疗小贴士

　　宜食用富含锌的食物、动物内脏和滋养性食物，如羊肾、韭菜、粳米等。将羊肾用水泡，祛除异味，然后切片。杜仲过水洗，祛除杂质。先将1勺油温到6成热时放入生姜2片爆锅，之后把羊腰放入锅中翻炒2分钟，再把杜仲放入，同时加1碗水，小火煨30～40分钟，出锅前放适量盐和味精。韭菜可以炒、拌，做配料、做馅等，粳米每天30～50克，煮粥食用。

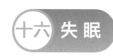

十六 失眠　拔罐法
助你睡眠好

失眠又称"不寐"，以入睡困难或睡中易醒，醒后难以再入睡，甚则彻夜不眠为主要临床表现。若心烦不能入睡，烦躁易怒，胸闷胁痛，目赤口苦，此为肝郁化火；若睡眠不安，胸闷目眩，痰多口苦，此属痰热内扰；若心烦不寐，手足心热，头晕耳鸣，咽干潮热，此属阴虚火旺；若多梦易醒，健忘头晕，面色少华，神疲乏力，此属心脾两虚；若夜寐多梦易惊，心悸胆怯，此为心虚胆怯。

西医中的神经官能症、更年期综合征、慢性消化不良、贫血、动脉粥样硬化症等以不寐为主要临床表现时，皆可参照本篇内容进行拔罐治疗。

1 留罐法　心俞、脾俞、内关、太溪、胆俞

取下列诸穴，用闪火法吸罐于穴位上，留置5~10分钟，拔罐隔日一次，7~10次为一疗程，两个疗程之间应间隔3~5天（或等罐斑痕迹消失）。

主穴　心俞、脾俞、内关

○ 心俞

【定位】在背部，当第5胸椎棘突下，旁开1.5寸。

【简便取穴】由平双肩胛骨下角之椎骨（第7胸椎）往上推2个椎骨即第5胸椎骨，其棘突下双侧各旁开2横指（食、中指）处即是本穴。

【功效】宽胸降气，宁心止痛。

○ 脾俞

【定位】在背部，当第11胸椎棘突下，旁开1.5寸。

【简便取穴】与肚脐中相对应处即为第2腰椎，由第2腰椎往上摸3个椎体，即为第11胸椎，由其棘突下旁开2横指（食、中指）处即是本穴。

【功效】健脾和胃，理中降逆。

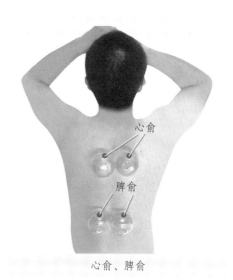

心俞、脾俞

○ 内关

【定位】在前臂掌侧，当曲泽（在肘前区，肘横纹上，肱二头肌腱的尺侧缘凹陷中）与大陵（在腕前区，腕掌侧远端横纹中，掌长肌腱与桡侧腕屈肌腱之间）连线上，腕横纹上2寸，掌长肌腱与桡侧腕屈肌腱之间。

【简便取穴】仰掌，微屈腕关节，从掌后第1横纹上2横指（大拇指），当两条大筋之间即是本穴。

【功效】宁心安神，理气和胃。

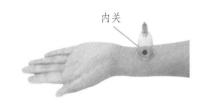

内关

配穴 阴虚火旺配太溪
心虚胆怯配胆俞

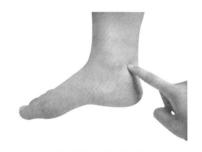

太溪

○ 太溪

【定位】在足内侧，内踝后方，当内踝尖与跟腱间的凹陷处。

【简便取穴】在足跟内上侧，内踝后方，内踝尖与后正中跟腱之间的凹陷处即为此穴。

【功效】益肾纳气，培土生金。

○ 胆俞

【定位】在背部，当第10胸椎棘突下，旁开1.5寸。

【简便取穴】由第7胸椎再向下摸3个椎体，即第10胸椎棘突下旁开2横指（食、中指）处，即是本穴。

【功效】清热化湿，疏肝利胆。

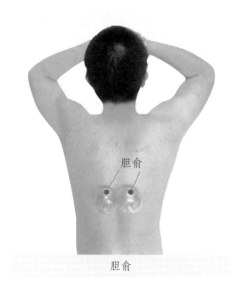

胆俞

胆俞

② 指罐法　内关、太溪

先用手指按压下列诸穴，每穴5~10分钟，然后再拔罐在诸穴上，留罐10~15分钟，每晚睡前1次，7~10次为一疗程，两个疗程之间应间隔3~5天（或等罐斑痕迹消失）。

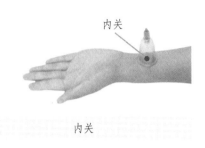

内关

内关

【定位】在前臂掌侧，当曲泽（在肘前区，肘横纹上，肱二头肌腱的尺侧缘凹陷中）与大陵（在腕前区，腕掌侧远端横纹中，掌长肌腱与桡侧腕屈肌腱之间）连线上，腕横纹上2寸，掌长肌腱与桡侧腕屈肌腱之间。

【简便取穴】仰掌，微屈腕关节，从掌后第1横纹上2横指（大拇指），当两条大筋之间即是本穴。

太溪

【定位】在足内侧，内踝后方，当内踝尖与跟腱间的凹陷处。

【简便取穴】在足跟内上侧，内踝后方，内踝尖与后正中跟腱之间的凹陷处即为此穴。

【功效】益肾纳气，培土生金。

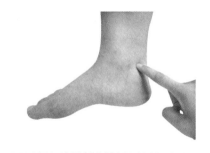

太溪

❗ 注意事项

（1）失眠是临床常见病，许多人长期口服安眠药物。安眠药对本病虽有一定的疗效，但长期服用易产生依赖性，而且安眠药的毒副作用较大，对一部分人疗效欠佳。所以在拔罐治疗期间，应尽量不用安眠药或逐渐减低剂量。

（2）拔罐疗法治疗失眠有其独到之处，无任何副作用，而且对某些病例效果显著。

预防调护

（1）积极进行心理情志调整，克服过度的紧张、兴奋、焦虑、抑郁、惊恐、愤怒等不良情绪，做到喜怒有节，保持精神舒畅，尽量以放松的、顺其自然的心态对待睡眠，反而能较好地入睡。

（2）建立有规律的作息制度，从事适当的体力活动或体育锻炼，增强体质，持之以恒，促进身心健康。

（3）晚餐要清淡，不宜过饱，更忌浓茶、咖啡及吸烟。睡前避免从事紧张和兴奋的活动，养成定时就寝的习惯。

（4）要注意睡眠环境的安宁，床铺要舒适，卧室光线要柔和，并努力减少噪音，去除各种可能影响睡眠的外在因素。

食疗小贴士

可常吃猪脑、桂圆、莲子、黄花菜、芝麻、核桃、豆浆、黑大豆、红枣、百合、枸杞子、蜂蜜等食物，少吃刺激性强的食物，忌烟和白酒。

枣仁莲子：酸枣仁10克，红枣15枚，大米100克，莲子肉25克。酸枣仁煎煮取汁，红枣、莲子肉与大米同煮，至黏稠时，加入酸枣仁汁，煮5分钟即可。可养心安神。

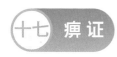

痹证 拔罐法 让你远离疼痛困扰

痹证以游走性多关节红肿热痛为主要临床表现，具有反复发作的倾向。若肢体关节疼痛，活动不利，痛无定处，此为行痹；若肢体关节疼痛较剧，遇寒加重，得热则痛减，此为痛痹；若肢体关节重着酸痛，痛处固定，不红微肿，此为着痹；若肢体关节红肿疼痛，活动受限，痛不可触，得冷则舒，此为热痹。

西医学中风湿性关节炎、类风湿关节炎、反应性关节炎、肌纤维炎、强直性脊柱炎、痛风、增生性骨关节炎等出现痹证的临床表现时，皆可参照本篇内容进行拔罐治疗。

1 留罐法 曲池、肩髃、阳陵泉、风门、膈俞、肾俞、关元

取下列诸穴，用闪火法吸罐于穴位上，留置5~10分钟，拔罐隔日一次，7~10次为一疗程，两个疗程之间应间隔3~5天（或等罐斑痕迹消失）。

主穴 曲池、肩髃、阳陵泉

曲池

【定位】在肘横纹外侧端，屈肘，当尺泽（在肘区，肘横纹上，肱二头肌腱桡侧缘凹陷中）与肱骨外上髁连线的中点。

【简便取穴】屈肘成直角时，肘横纹外侧端的凹陷处即为此穴。

【功效】散风止痒，清热消肿。

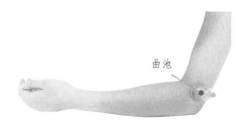

曲池

肩髃

【定位】在三角肌区，肩峰外侧缘前端与肱骨大结节两骨间凹陷中。

【简便取穴】上臂外展至水平时，在肩部高骨（锁骨肩峰）外，肩关节上出现两个凹陷，前面的凹陷即是本穴。

【功效】疏风散热，通经活络。

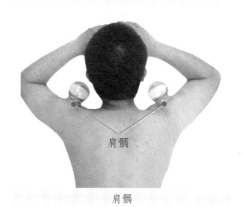

肩髃

○ 阳陵泉

【定位】在小腿外侧,当腓骨头前下方凹陷处。

【简便取穴】小腿外侧,膝盖外下方,以拇指指腹按于腓骨头,拇指向下斜指胫骨前脊,拇指尖所指之处即是此穴。

【功效】疏肝利胆,舒筋镇痉。

配穴 行痹配风门、膈俞
痛痹配肾俞、关元

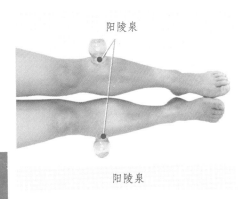

阳陵泉

○ 风门

【定位】在脊柱区,第2胸椎棘突下,后正中线旁开1.5寸。

【简便取穴】由大椎穴(略低头,颈部后正中线上,最突起处即为第7颈椎棘突,转动颈部,随之而动的棘突为第7颈椎棘突,其下方凹陷中即为此穴)往下推2个椎骨即为第2胸椎,由此椎棘突下双侧旁开2横指(食、中指)处即是本穴。

【功效】解表宣肺,护卫固表。

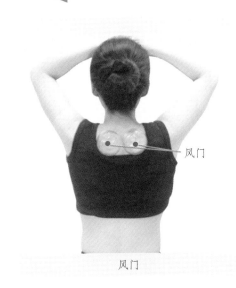

风门

○ 膈俞

【定位】在背部,当第7胸椎棘突下,旁开1.5寸。

【简便取穴】在背部,与肩胛骨下缘平齐(即第7胸椎棘突下),旁开2横指(食、中指)处。

【功效】活血止血,宽胸降逆。

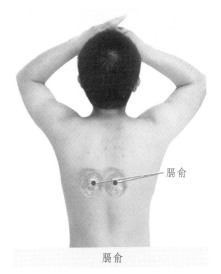

膈俞

肾俞

【定位】在背部，当第2腰椎棘突下，旁开
1.5寸。

【简便取穴】直立，由肚脐中作线环绕身体
一周，该线与后正中线之交点旁开双侧各2
横指（中、食指）处即是本穴。

【功效】益肾助阳，纳气利水，强腰聪耳。

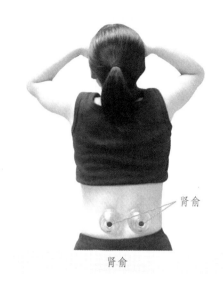

肾俞

肾俞

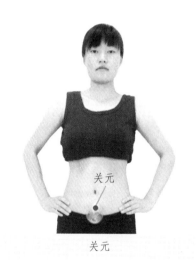

关元

关元

关元

【定位】在下腹部，脐中央下3寸，前正中
线上。

【简便取穴】脐中直下4横指处即是本穴。

【功效】培元固本，补益下焦。

 ②　走罐法

取督脉、足太阳膀胱经背部经穴。先在皮肤上涂上润滑剂，再用闪火法吸罐后，循经
上下推拉，至皮肤出现潮红或起丹痧点为止，每周1~2次。

- 足太阳膀胱经背部走行：在背部，后正中线左右旁开1.5寸、3寸直线上，共4条直线。
- 督脉背部走行：在背部，当后正中线上。

 注意事项

痹证常缠绵反复，拔罐疗法只能缓解症状，在临床上还应结合其他疗法治疗，以免延误病情。

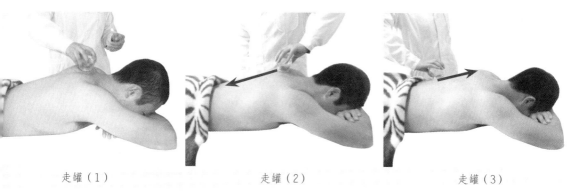

走罐（1）　　　　　　　　走罐（2）　　　　　　　　走罐（3）

预防调护

（1）平素应注意防风、防寒、防潮，避免久居暑湿之地，特别是处于寒冷地区或气候骤变季节，应注意保暖，免受风寒湿邪侵袭。

（2）劳作运动汗出后，切勿当风贪凉。内衣汗湿应及时更换，垫褥、被子应勤洗勤晒。

（3）平时应注意生活调摄，加强体育锻炼，增强体质，有助于提高机体对病邪的抵御能力。

（4）病情较重者应卧床休息。行走不便者，应防止跌仆，以免发生骨折。长期卧床者，既要保持病人肢体的功能位，有利于关节功能恢复，还要经常变更体位，防止褥疮发生。

（5）病人应保持乐观心境，摄入富于营养、易于消化的食物，以利于康复。

食疗小贴士

参蒸鳝段：党参10克，当归5克，鳝鱼500克，火腿片150克，调料适量。将鳝鱼剖去骨杂切段，将鳝段放入沸水锅中烫一下捞出，整齐地排列在小盆里，而后放火腿片、党参、当归、葱、姜、黄酒，椒粉、食盐及鸡清汤，盖严，棉纸浸湿，封口，上笼蒸约1小时后取出，启封，去葱、当归、姜，调味即可。可补虚损，祛风湿。

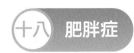 **十八 肥胖症** **拔罐法
帮你体态轻盈**

　　肥胖症是指因脂肪沉积过多，而超过标准体重20%者。主要表现为皮下脂肪厚，两颊、肩、腹壁皮下脂肪积聚显著。一般分为轻度、中度、重度3种类型。轻度肥胖常无症状，中度肥胖常畏热多汗、易疲乏、呼吸短促、心悸、腹胀、下肢浮肿；重度肥胖者可出现胸闷气促、嗜睡，可并发冠心病、高血压、糖尿病、痛风及胆石症、脂肪肝等。

　　中医学认为，本病多因食入膏粱厚味或油腻食物过多，营养过剩，损伤脾胃而致脾胃虚弱或脾肾不足，从而导致新陈代谢功能紊乱，阴阳失调，致使体内脂肪沉积过多，日久则成本病。

留罐法 中脘、天枢、足三里、阴陵泉、大横、气海、丰隆、三阴交

　　取下列一组穴位，吸拔火罐于穴位上，留罐5~15分钟，下次换另一组，拔罐间隔1日一次，7~10次为一疗程，两个疗程之间应间隔3~5天（或等罐斑痕迹消失）。

穴 位 ①中脘、天枢、足三里、阴陵泉；②大横、气海、丰隆、三阴交

○ **中脘**

【定位】在上腹部，前正中线上，当脐中央上4寸。

【简便取穴】平卧位，肚脐与胸骨剑突连线中点，即为此穴。

【功效】健脾和胃，温中化湿。

○ **天枢**

【定位】在腹部，横平脐中，前正中线旁开2寸。

【简便取穴】肚脐水平线上，脐旁2横指（大拇指）。

【功效】健脾和胃，调经导滞。

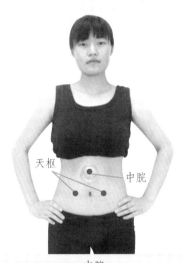
中脘

○足三里

【定位】在小腿前外侧，当犊鼻（在膝前
区，髌韧带外侧凹陷中，）下3寸，距胫骨
前缘1横指（中指）。

【简便取穴】在小腿前外侧，外膝眼下4横
指，胫骨边缘1横指（中指）。

【功效】健脾和胃，调和气血，扶正培元，
通经活血。

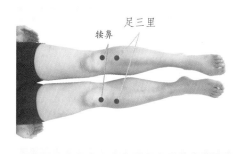

足三里

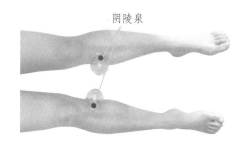

阴陵泉

○阴陵泉

【定位】在小腿内侧，胫骨内侧髁后下方凹
陷处。

【简便取穴】从下往上触摸小腿的内侧，左
膝盖的膝盖骨下面，可摸到凸块（胫骨内
侧髁），凸块的后下方凹陷处即为此穴。

【功效】健脾渗湿，益肾固精。

○大横

【定位】在腹部，脐中旁开4寸。

【简便取穴】仰卧位，由两乳头向下作与前
正中线的平行线，再由脐中央作一水平线，
三线之两个交点即是本穴。

【功效】温中，理肠。

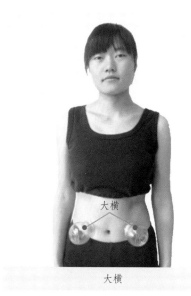

大横

103

气海

【定位】在下腹部，脐中下1.5寸，前正中线上。

【简便取穴】肚脐直下2横指（食、中指）处即是本穴。

【功效】益气助阳，调经固精。

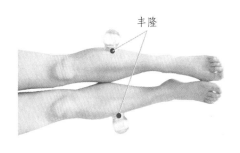

丰隆

三阴交

【定位】在小腿内侧，当足内踝尖上3寸，胫骨内侧缘后方。

【简便取穴】正坐屈膝成直角，在小腿内侧，四指并拢，以小指下缘紧靠内踝尖上，食指上缘所在水平线与胫骨后缘交点处即为此穴。

【功效】健脾和胃，补益肝肾，调经止带。

 注意事项

必须持之以恒进行治疗，才可收效，不要期望立竿见影、一劳永逸。

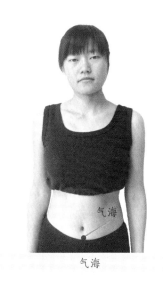

气海

丰隆

【定位】在小腿前外侧，当外踝尖上8寸，距胫骨前缘2横指（中指）。

【简便取穴】在小腿前外侧，膝中水平线（前平膝盖下缘，后平腘横纹）与外踝尖连线的中点，距胫骨前缘约2横指（中指）处凹陷中即为此穴。

【功效】健脾化痰，和胃降逆。

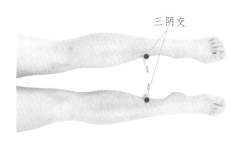

三阴交

预防调护

（1）治疗同时患者少食高热量的甜食、乳制品、酒等，多吃蔬菜、水果、低脂肪等食物。

（2）治疗中配合一定的锻炼。

食疗小贴士

冬瓜烧香菇：用冬瓜250克，水发香菇50克。将冬瓜切成小方块，香菇浸泡后切块。锅中加油烧热，倒入冬瓜、香菇及泡香菇水，焖烧数分钟，加食盐、味精等调味，至熟即可。可清热健脾。

第二节　妇科病证

拔罐法
让你周期更准时

月经不调是指月经周期异常的月经病，临床以月经先期或月经后期或月经先后不定期，常伴有经量、经质、经色的异常为特征，为妇科常见病。若见月经提前，经量或多或少，质稀色淡，此为气不摄血；若月经提前，量多，色暗质黏，大便干结，此为血热内扰；若月经延后，量少，色暗有血块，小腹冷痛，为血寒凝滞；若月经周期先后不定期，经量或多或少，胁胀连及两乳，此为肝气郁滞。

西医学功能失调性子宫出血，出现月经先期或月经后期或月经先后不定期征象者属于本病范畴，皆可参照本篇内容进行拔罐治疗。

留罐法　三阴交、血海、脾俞、气海、足三里、命门、膈俞

取下列诸穴，用闪火法将罐吸拔于穴位上，留置5~10分钟，拔罐隔日一次，7~10次为一疗程，两个疗程之间应间隔3~5天（或等罐斑痕迹消失）。

主穴　三阴交、血海

三阴交

【定位】在小腿内侧，当足内踝尖上3寸，胫骨内侧缘后方。

【简便取穴】正坐屈膝成直角，在小腿内侧，四指并拢，以小指下缘紧靠内踝尖上，食指上缘所在水平线与胫骨后缘交点处即为此穴。

【功效】健脾和胃，补益肝肾，调经止带。

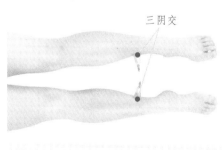

三阴交

三阴交

○ 血海

【定位】屈膝，在大腿内侧，髌底内侧端上2寸，当股四头肌内侧头的隆起处。

【简便取穴】屈膝，以左手掌放于右膝上，二至五指向上伸直，拇指与食指约成45°角斜置，拇指尖下即为此穴。

【功效】调经统血，健脾化湿。

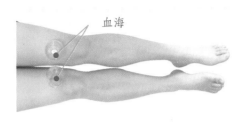

血海

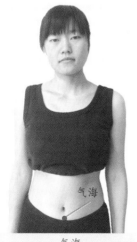

配穴 ▶ 气不摄血者配脾俞、气海、足三里
血寒凝滞者配命门、膈俞

○ 脾俞

【定位】在背部，当第11胸椎棘突下，旁开1.5寸。

【简便取穴】与肚脐中相对应处即为第2腰椎，由第2腰椎往上摸3个椎体，即为第11胸椎，由其棘突下旁开2横指（食、中指）处即是本穴。

【功效】健脾和胃，理中降逆。

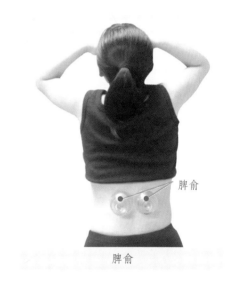

脾俞

气海

○ 气海

【定位】在下腹部，脐中央下1.5寸，前正中线上。

【简便取穴】肚脐直下2横指（食、中指）处即是本穴。

【功效】益气助阳，调经固精。

足三里

【定位】在小腿前外侧，当犊鼻（在膝前区，髌韧带外侧凹陷中）下3寸，距胫骨前缘1横指（中指）。

【简便取穴】在小腿前外侧，外膝眼下4横指，胫骨边缘1横指（中指）。

【功效】健脾和胃，调和气血，扶正培元，通经活血。

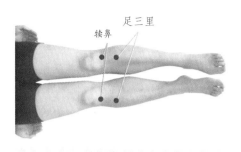

足三里

命门

【定位】在脊柱区，第2腰椎棘突下凹陷中，后正中线上。

【简便取穴】直立，由肚脐中作线环绕身体一周，该线与后正中线之交点即是本穴。

【功效】补肾壮阳，舒筋活络。

膈俞

【定位】在背部，当第7胸椎棘突下，旁开1.5寸。

【简便取穴】在背部，与肩胛骨下缘平齐（即第7胸椎棘突下），旁开2横指（食、中指）处。

【功效】活血止血，宽胸降逆。

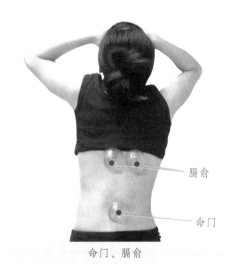

命门、膈俞

！注意事项

经行期间不宜对下腹部的穴位进行治疗。

预防调护

（1）患者应注意经期忌食生冷。

（2）重视心理调护，避免不良的情志刺激，减轻体力劳动。尤其是月经期，要保持心情舒畅，消除紧张、恐惧情绪，有利于早日康复。

（3）本病一般应在经前2~3天开始治疗，至经后2~3天为1疗程，每月治疗1疗程。

食疗小贴士

饮食应以清淡且富有营养为主；注意补铁；补充维生素C，可以多吃豆类、鱼类等高蛋白食物；月经来潮的前一周的饮食宜清淡、易消化、富营养。增加绿叶蔬菜、水果，也要多饮水，以保持大便通畅，减少骨盆充血；月经来潮初期时，不妨多吃一些开胃、易消化的食物，如枣、面条、薏米粥等。因此，月经后期需要多补充含蛋白及铁、钾、钠、钙、镁的食物，如瘦肉、动物肝、蛋、奶等。

二 痛经 拔罐法 让你那几天不再疼痛

妇女在月经前后或月经期中发生周期性小腹疼痛或痛引腰骶，甚至剧痛晕厥者，称为痛经。本病以青年女性多见。根据其临床表现不同，有寒凝血瘀、气滞血瘀之分。若疼痛剧烈，小腹冷痛，喜温拒按，血色深暗兼有血块，畏寒肢冷者，为寒凝血瘀；若刺痛拒按，血色深并夹有血块，伴有乳房胀痛者，为气滞血瘀。

西医学中原发性痛经与继发性痛经而表现痛经特征者，皆可参照本篇内容进行拔罐治疗。

1 留罐法 关元、归来、肾俞、气海、肝俞

患者取侧卧位或俯伏坐位，选择大小适宜的火罐，用闪火法、贴棉法等方法，将罐拔于以上穴位，根据所拔罐的负压大小及患者的皮肤情况，留罐15~20分钟，拔罐隔日一次，7~10次为一疗程，两个疗程之间应间隔3~5天（或等罐斑痕迹消失）。

主穴 关元、归来

关元

【定位】在下腹部，前正中线上，当脐中央下3寸。

【简便取穴】取卧位，以手四指并拢，手掌平贴于腹部，食指内侧贴于肚脐下缘，小指外侧与前正中线交点，即为此穴。

【功效】培元固本，补益下焦。

○ 归来

【定位】在下腹部，当脐中下4寸，距前正中线2寸。

【简便取穴】取卧位，关元穴下1横指，旁开2横指（大拇指），即为此穴。

【功效】调经止带，理气止痛。

配穴　寒凝血瘀加肾俞
　　　　气滞血瘀加气海、肝俞

○ 肾俞

【定位】在背部，当第2腰椎棘突下，旁开1.5寸。

【简便取穴】在背部，肚脐水平正对的后正中线上为第4腰椎，向上推数2个棘突，旁开2横指（食、中指），即为此穴。

【功效】益肾助阳，纳气利水，强腰聪耳。

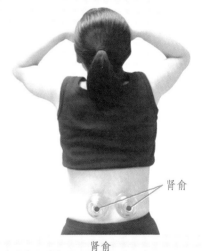

关元、归来

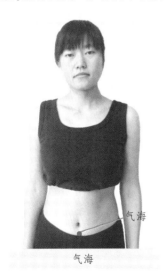

肾俞

○ 气海

【定位】在下腹部，脐中下1.5寸，前正中线上。

【简便取穴】肚脐直下2横指（食、中指）处即是本穴。

【功效】益气助阳，调经固精。

气海

110

○ 肝俞

【定位】在背部，当第9胸椎棘突下，旁开
1.5寸。

【简便取穴】在背部，与肩胛骨下缘平齐
（即第7胸椎棘突下），向下推数2个棘突，
即第9胸椎棘突下旁开2横指（食、中指）
处，即为此穴。

【功效】清热化湿，疏肝利胆。

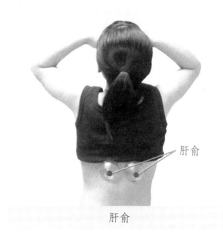

肝俞

肝俞

② 走罐法

患者取俯卧位，充分暴露背部，将背
部涂上适量的润滑油，根据病人的身体胖
瘦，选择适当大小的火罐，用闪火法将罐
拔在患者的背部，然后沿带脉、足太阳膀
胱经两侧和督脉在腰骶部的循行线上下来
回走罐多次，直到循行线上的皮肤出现明
显的痧斑为止，起罐后将背部的润滑油擦
拭干净，每周1~2次。

○ 足太阳膀胱经背部走行：在背部，后正
中线左右旁开1.5寸、3寸直线上，共4
条直线。

○ 督脉背部走行：在背部，当后正中线上。

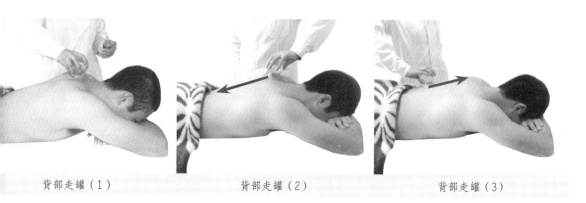

背部走罐（1）　　　　　　背部走罐（2）　　　　　　背部走罐（3）

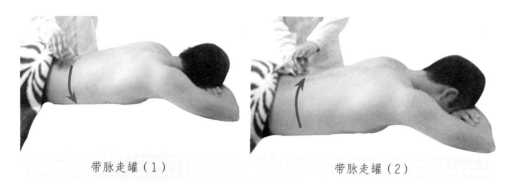

带脉走罐（1）　　　　　　　　　　带脉走罐（2）

 注意事项

（1）拔罐时要保持室内温度。拔罐法治疗痛经可在月经前数天施术，实证痛经在经前10天开始治疗，虚证痛经在经前3~5天开始治疗，可起到预防作用。

（2）平时要加强体育锻炼，注意情志调节，消除忧虑、紧张、恐慌心理。注意经期卫生，避免剧烈运动和过于劳累。

○ 带脉走行：起于两侧肋弓最低点，斜向下行到带脉穴（在侧腹部，当第11肋游离端下方垂线与脐水平线的交点上），绕身一周。

预防调护

（1）注意经期保暖，不可过用寒凉或滋腻的药物，忌服生冷之品。

（2）注意经期、产后卫生，预防外邪入侵，避免受寒，减少痛经发生。

（3）保持精神愉快，气机畅达则经血流畅。

食疗小贴士

　　根据痛经不同的证候表现，分别给予温通、化瘀、补虚的食品。寒凝气滞、形寒怕冷者，应吃些温经散寒的食品，如栗子、荔枝、红糖、生姜、小茴香、花椒、胡椒等。气滞血瘀者，应吃些通气化瘀的食物，如芹菜、荠菜、菠菜、香葱、香菜、空心菜、生姜、胡萝卜、桔子、桔皮、佛手、香蕉、苹果等。身体虚弱、气血不足者，宜吃些补气、补血、补肾之品，如核桃仁、荔枝、桂圆、大枣、桑椹、枸杞子、山药、各种豆类等。无论在经前或经后，都应吃些蜂蜜、香蕉、芹菜、甘薯等以保持大便通畅，因为便秘可以诱发痛经并增加疼痛感。

三 带下病　拔罐法　让你远离带下尴尬

带下量明显增多，色、质、气味发生异常，或有全身或局部症状者，称为带下病。各年龄妇女均可发病。根据其临床表现不同，有湿热、寒湿之分。若带下色黄质稠，有臭味，或呈豆腐渣样，伴有外阴瘙痒，小腹疼痛，口苦口黏者，为湿热；若带下色白或黄，质清稀，无臭，伴有畏寒肢冷，小腹冷感，小便清长者，为寒湿。

西医学中各类阴道炎、宫颈炎、盆腔炎、内分泌失调而表现带下特征者，皆可参照本篇内容进行拔罐治疗。

留罐法 带脉、次髎、大椎、阴陵泉、三阴交、肾俞、足三里、阳陵泉

患者取俯卧位，选择大小适宜的火罐，用闪火法、贴棉法等方法，将罐拔于以上穴位，根据所拔罐的负压大小及个人的皮肤情况，留罐10~15分钟，拔罐隔日一次，7~10次为一疗程，两个疗程之间应间隔3~5天（或等罐斑痕迹消失）。

主穴 带脉、次髎

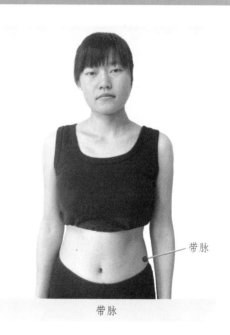

带脉

○ 带脉

【定位】在侧腹部，当第11肋骨游离端下方垂线与脐水平线的交点。

【简便取穴】坐位，确定腋中线，过脐中水平线，两线交点即为本穴。

【功效】调理下焦，清热止带。

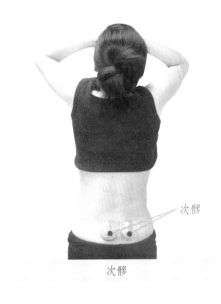

次髎

○ 次髎

【定位】在骶部，当髂后上棘内下方，适对第2骶后孔处。

【简便取穴】俯卧，从髂嵴最高点向内下方循摸一高骨突起，即是髂后上棘，与之平齐，髂骨正中突起处是第1骶椎棘突，髂后上棘与第2骶椎棘突之间即第2骶后孔，即为此穴。

【功效】调理下焦，清利湿热。

配穴
湿热加大椎、阴陵泉、三阴交
寒湿加肾俞、足三里、阳陵泉

○ 大椎

【定位】在后正中线上，第7颈椎棘突下凹陷中。

【简便取穴】略低头，颈部后正中线上，最突起处即为第7颈椎棘突，转动颈部，随之而动的棘突为第7颈椎棘突，其下方凹陷中即为此穴。

【功效】清热解表，截疟止痛。

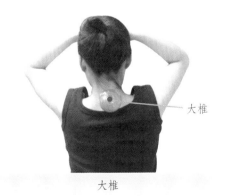

大椎

大椎

○ 阴陵泉

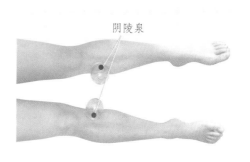

阴陵泉

【定位】在小腿内侧，胫骨内侧髁后下方凹陷处。

【简便取穴】从下往上触摸小腿的内侧，左膝盖的膝盖骨下面，可摸到凸块（胫骨内侧髁），凸块的后下方凹陷处即为此穴。

【功效】健脾渗湿，益肾固精。

阴陵泉

○ 三阴交

【定位】在小腿内侧，当足内踝尖上3寸，胫骨内侧缘后方。

【简便取穴】正坐屈膝成直角，在小腿内侧，四指并拢，以小指下缘紧靠内踝尖上，食指上缘所在水平线与胫骨后缘交点处即为此穴。

【功效】健脾和胃，补益肝肾，调经止带。

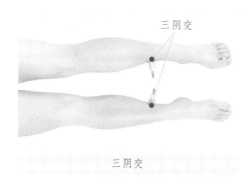

三阴交

○ 肾俞

【定位】在背部，当第2腰椎棘突下，旁开1.5寸。

【简便取穴】在背部，肚脐水平正对的后正中线上为第4腰椎，向上推数2个棘突，旁开2横指（食、中指），即为此穴。

【功效】益肾助阳，纳气利水，强腰聪耳。

 注意事项

（1）拔罐时要保持室内温度，起罐后要立即穿好衣服，防止外邪入侵。

（2）拔罐疗法不适用于癌性病变和阴道异物引起的带下病。

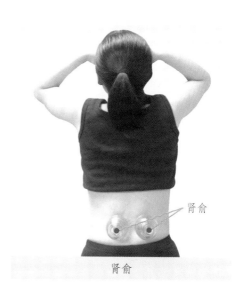

肾俞

足三里

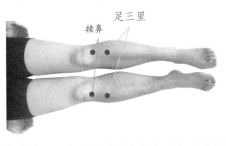

足三里

【定位】在小腿前外侧，当犊鼻（在膝前区，髌韧带外侧凹陷中）下3寸，距胫骨前缘1横指（中指）。

【简便取穴】在小腿前外侧，外膝眼下4横指，胫骨边缘1横指（中指）。

【功效】健脾和胃，调和气血，扶正培元，通经活血。

阳陵泉

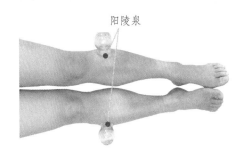

阳陵泉

【定位】在小腿外侧，当腓骨头前下方凹陷处。

【简便取穴】小腿外侧，膝盖外下方，以拇指指腹按于腓骨头，拇指向下斜指胫骨前脊，拇指尖所指之处即是此穴。

【功效】疏肝利胆，舒筋镇痉。

预防调护

（1）保持外阴清洁干爽，勤换内裤。注意经期、产后卫生，禁止盆浴。

（2）经期勿冒雨涉水或久居阴湿之地，以免感受湿邪。不宜过食肥甘或辛辣之品，以防滋生湿热。患者应避免游泳或使用公共洁具。

（3）对具有交叉感染的带下病，在治疗期间需禁止性生活，性伴侣应同时接受治疗，避免感染。

（4）定期进行妇科体检普查，及时发现病变。

食疗小贴士

山药莲薏汤：将30克山药（去皮）、30克莲子（去心）、30克薏苡仁洗净，一起放入砂锅中，加水800毫升，用文火煮熟后即可食用，每日服食1次，一般10～14天见效。适宜于脾虚型的白带异常。

四 **产后缺乳** **拔罐法**
让宝贝不再断母乳

产后哺乳期内，产妇乳汁甚少或全无者，称为缺乳。根据其临床表现不同，有肝郁气滞、痰浊阻滞之分。若产后乳少，乳房胀痛，乳汁稠，伴胸胁胀满，情志抑郁者，为肝郁气滞；若产后乳少，乳房硕大或下垂不胀满，乳汁不稠，形体肥胖，胸闷痰多者，为痰浊阻滞；气血虚弱型：见产后乳少，甚或全无，乳汁清稀，乳房柔软，无胀感，伴面色苍白或萎黄，食少倦怠，舌淡。

西医学中乳汁分泌不良、乳腺发育不良者，皆可参照本篇内容进行拔罐治疗。

留罐法 乳根、足三里、肝俞、胃俞、丰隆、阴陵泉

患者侧卧位或俯伏坐位，选择大小适宜的火罐，用闪火法、贴棉法等方法，将罐拔于以上穴位，根据所拔罐的负压大小及个人的皮肤情况，留罐10~15分钟，拔罐隔日一次，7~10次为一疗程，两个疗程之间应间隔3~5天（或等罐斑痕迹消失）。

主穴 乳根、足三里

○ 乳根

【定位】在胸部，当乳头直下，乳房根部，第5肋间隙，距前正中线4寸。
【简便取穴】取卧位，乳头向下推数第1个肋间隙，即为此穴。
【功效】燥化脾湿。

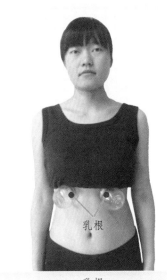

乳根

○足三里

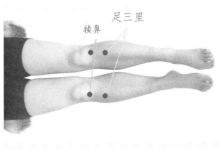

足三里

【定位】在小腿前外侧，当犊鼻（在膝前区，髌韧带外侧凹陷中）下3寸，距胫骨前缘1横指（中指）。

【简便取穴】在小腿前外侧，外膝眼下4横指，胫骨边缘1横指（中指）。

【功效】健脾和胃，调和气血，扶正培元，通经活血。

配穴　肝郁气滞加肝俞、胃俞
痰浊阻滞加胃俞、丰隆、阴陵泉

○肝俞

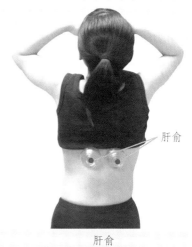

肝俞

【定位】在背部，当第9胸椎棘突下，旁开1.5寸。

【简便取穴】在背部，与肩胛骨下缘平齐（即第7胸椎棘突下），向下推数2个棘突，即第9胸椎，其棘突下旁开2横指（食、中指）处，即为此穴。

【功效】清热化湿，疏肝利胆。

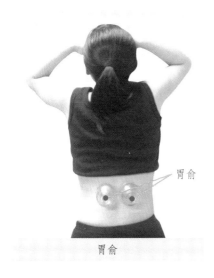

胃俞

○胃俞

【定位】在背部，当第12胸椎棘突下，旁开1.5寸。

【简便取穴】在背部，与肩胛骨下缘平齐（即第7胸椎棘突下），向下推数5个棘突下旁开2横指（食、中指）处，即为此穴。

【功效】健脾和胃，理中降逆。

丰隆

【定位】在小腿前外侧，当外踝尖上8寸，距胫骨前缘2横指（食、中指）。

【简便取穴】在小腿前外侧，膝中水平线（前平膝盖下缘，后平腘横纹）与外踝尖连线的中点，距胫骨前缘约2横指（食、中指）处凹陷中即为此穴。

【功效】健脾化痰，和胃降逆。

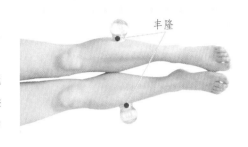

丰隆

条口

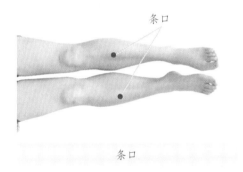

条口

条口

【定位】在小腿外侧，犊鼻（在膝前区，髌韧带外侧凹陷中）下8寸，与解溪（在踝区，踝关节前面中央凹陷中，拇长伸肌腱与趾长伸肌腱之间）连线上。

【功效】舒筋活络，理气和中。

阴陵泉

【定位】在小腿内侧，胫骨内侧髁后下方凹陷处。

【简便取穴】从下往上触摸小腿的内侧，左膝盖的膝盖骨下面，可摸到凸块（胫骨内侧髁），凸块的后下方凹陷处即为此穴。

【功效】健脾渗湿，益肾固精。

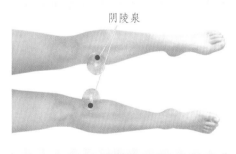

阴陵泉

 注意事项

（1）拔罐时要保持室内温度，治疗期间保持精神舒畅，保证足够营养。

（2）左侧乳根刺激不宜过大。

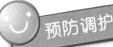 预防调护

（1）产妇应做好乳头护理，保持乳头清洁。

（2）加强产后营养，补充蛋白质食物和蔬菜，以及充足的水分。

（3）提倡早期哺乳，定时哺乳，促进乳汁分泌。

（4）保持态度乐观，心情舒畅。适当锻炼，维护气血和调。

食疗小贴士

通乳的药物很多，如益母草、黄花菜等可养血平肝、利尿消肿、补肾卜奶；黄酒虾仁汤可补肾补阳、通乳和脉，适用于气血虚弱和乳汁不通；归花鲤鱼汤中的鲤鱼性味甘平、下气通乳，当归性味甘辛苦温，可补血、活血，黄花甘温，补气助阳。

乌骨鸡块砂锅：乌骨鸡1只约500克，用当归10克、炮山甲25克、通草6克、陈皮5克、胡椒6克、草果10克装纱布袋中扎紧。先将乌骨鸡块放入砂锅中，加水，旺火煮沸后捞出，另加水，将鸡块及纱布袋同放入砂锅中，水量以没过原料为宜，文火煮约1.5个小时，去掉纱布袋，加少许盐调味即可。每天1锅，连喝3天为一个周期。

五 更年期综合征 | 拔罐法 让焦躁的你更安稳

更年期综合征，又称"绝经前后诸症"。指妇女在绝经前后，围绕月经紊乱或绝经，出现如眩晕耳鸣、烘热汗出、烦躁易怒、潮热面红、心悸失眠，或腰背酸楚、面浮肢肿、纳呆便溏，或皮肤蚁行感、情志不宁等症状。若月经紊乱，色鲜红，量或多或少，阴道干涩，腰膝酸软，潮热盗汗，五心烦热，舌红少苔，脉细数，此为肝肾阴虚；若月经后愆或停闭小行、行则量多，色淡质稀或淋漓不止，腰酸肢冷，面浮肢肿，舌淡胖，苔白滑，脉沉细无力，此为肾阳亏虚。

西医学中的围绝经期综合征（更年期综合征）属于本病范畴。双侧卵巢切除或放射治疗后，或早发绝经卵巢功能衰竭而致诸症，皆可参照本篇内容进行拔罐治疗。

留罐法 肾俞、关元、三阴交、肝俞、太溪、神门、命门、心俞

取下列诸穴，用闪火法吸罐于穴位上，留置10~15分钟。拔罐隔日一次，7~10次为一疗程，两个疗程之间应间隔3~5天（或等罐斑痕迹消失）。

主穴 肾俞、关元、三阴交、肝俞

○ 肾俞

【定位】在背部，当第2腰椎棘突下，旁开1.5寸。

【简便取穴】在背部，肚脐水平正对的后正中线上为第4腰椎，向上推数2个棘突，旁开2横指（食、中指），即为此穴。

【功效】益肾助阳，纳气利水，强腰聪耳。

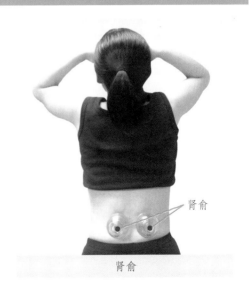

肾俞

肾俞

关元

【定位】在下腹部，前正中线上，当脐中央下3寸。

【简便取穴】取卧位，以手四指并拢，手掌平贴于腹部，食指内侧贴于肚脐下缘，小指外侧与前正中线交点，即为此穴。

【功效】培元固本，补益下焦。

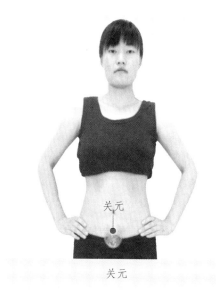

关元

三阴交

【定位】在小腿内侧，当足内踝尖上3寸，胫骨内侧缘后方。

【简便取穴】正坐屈膝成直角，在小腿内侧，四指并拢，以小指下缘紧靠内踝尖上，食指上缘所在水平线与胫骨后缘交点处即为此穴。

【功效】健脾和胃，补益肝肾，调经止带。

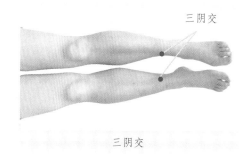

三阴交

肝俞

【定位】在背部，当第9胸椎棘突下，旁开1.5寸。

【简便取穴】在背部，与肩胛骨下缘平齐（即第7胸椎棘突下），向下推数2个棘突，即第9胸椎棘突下旁开2横指（食、中指）处，即为此穴。

【功效】清热化湿，疏肝利胆。

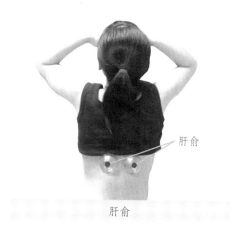

肝俞

肝肾阴虚配太溪、神门
肾阳亏虚配命门、心俞

○ 太溪

【定位】在足内侧，内踝后方，当内踝尖与跟腱间的凹陷处。

【简便取穴】在足跟内上侧，内踝后方，内踝尖与后正中跟腱之间的凹陷处即为此穴。

【功效】益肾纳气，培土生金。

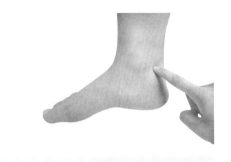

太溪

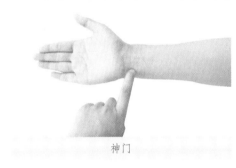

神门

○ 命门

【定位】在背部，第2腰椎棘突下凹陷中。

【简便取穴】在背部，肚脐水平正对的后正中线上为第4腰椎，向上推数2个棘突，即为此穴。

【功效】补肾壮阳，舒筋活络。

○ 心俞

【定位】在背部，当第5胸椎棘突下，旁开1.5寸。

【简便取穴】在背部，与肩胛骨下缘平齐（即第7胸椎棘突下），向上推数2个棘突，旁开2横指（食、中指），即为此穴。

【功效】宽胸降气，宁心止痛。

○ 神门

【定位】在腕部，腕掌侧横纹尺侧端，尺侧腕屈肌腱的桡侧凹陷处。

【简便取穴】在腕部，腕掌侧横纹中，在前臂三条肌腱中，小指侧的肌腱（尺侧腕屈肌腱）的桡侧凹陷处即为此穴。

【功效】宁心安神，补益心气，舒筋活络。

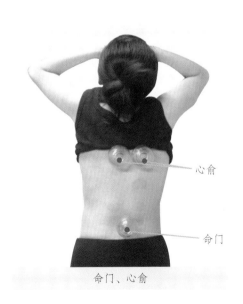

心俞

命门

命门、心俞

注意事项

（1）症状较严重时，应到妇科医院就诊，在医生指导下对症处理。

（2）可以服用一些维生素类药物，如维生素C、维生素E、维生素B₆等。

（3）绝经后应服用一些乳酸钙或葡萄糖酸钙等钙制剂和雌激素的透皮贴剂，以预防骨质疏松症。

预防调护

（1）治疗期间应加以心理治疗，如精神安慰。

（2）嘱劳逸结合，做好绝经前后的保健。

宜吃可滋补肝肾、养血补血、滋阴降火的食物；忌吃辛辣香燥、耗液伤阴的食物，以及肥甘厚味的温热性食物。常用食物有莲子、桑椹子、枸杞子、百合、蚌肉、甲鱼、淡菜、鸭肉、黑白木耳、白扁豆、乌骨鸡、山药等。

白木耳莲子汤： 水发白木耳100克，莲子50克，枸杞子10克，冰糖10克。将白木耳洗净，加水煮沸，加入莲子同煮烂，放入枸杞子、冰糖。分次服用。可生津滋阴、益气和血、补肾健脾，适用于更年期心神不安，烦躁失眠。

六　子宫脱垂（阴挺）　拔罐法
给你力量托住子宫

　　妇女子宫下脱，甚则脱出阴户之外，或阴道壁膨出，统称为阴挺。本病多发生在女性分娩后，由分娩损伤所致。根据其临床表现不同，有气虚、肾虚之分。若子宫或阴道壁脱出于阴道口外、劳则加重、小腹下坠、神倦懒言、四肢乏力者，为气虚；若子宫下脱日久、头晕耳鸣、腰膝酸软冷痛者，为肾虚。

　　西医学中子宫脱垂、阴道壁膨出而表现阴挺特征者，皆可参照本篇内容进行拔罐治疗。

留罐法　气海、关元、归来、中极、肾俞

　　取侧卧位或俯伏坐位，选择大小适宜的火罐，用闪火法、贴棉法等方法，将罐拔于以上穴位，根据所拔罐的负压大小及个人的皮肤情况，留罐10~15分钟，同一部位拔罐隔日一次，7~10次为一疗程，两个疗程之间应间隔3~5天（或等罐斑痕迹消失）。

主穴　气海、关元、归来

○气海

【定位】在下腹部，脐中下1.5寸，前正中线上。

【简便取穴】肚脐直下2横指（食、中指）处即是本穴。

【功效】益气助阳，调经固精。

○关元

【定位】在下腹部，脐中央下3寸，前正中线上。

【简便取穴】脐中直下4横指处即是本穴。

【功效】培元固本，补益下焦。

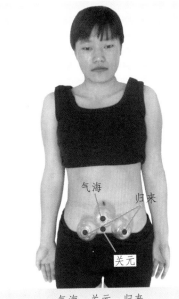

气海、关元、归来

○ 归来

【定位】在下腹部，当脐中下4寸，距前正中线2寸。

【简便取穴】取卧位，关元穴下1横指，旁开2横指（大拇指），即为此穴。

【功效】调经止带，理气止痛。

配穴 气虚加中极
肾虚加肾俞

○ 中极

【定位】在下腹部，前正中线上，当脐中下4寸。

【简便取穴】仰卧位，确定耻骨联合，将耻骨联合上缘中点与脐中联线平分5等分，上4/5与下1/5交点即为本穴。

【功效】益气助阳，通经止带。

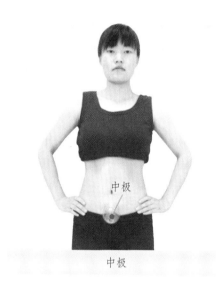

中极

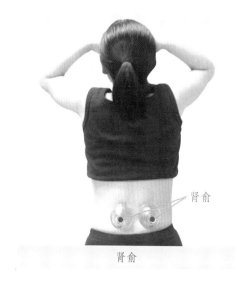

肾俞

○ 肾俞

【定位】在背部，当第2腰椎棘突下，旁开1.5寸。

【简便取穴】在背部，肚脐水平正对的后正中线上为第4腰椎，向上推数2个棘突，其下旁开2横指（食、中指），即为此穴。

【功效】益肾助阳，纳气利水，强腰聪耳。

注意事项

（1）拔罐时要保持室内温度，起罐后要立即穿好衣服。

（2）治疗期间应注意护理坚持做骨盆肌肉锻炼。

预防调护

（1）妇女应坚持新法接生，注意产褥期预防保健。

（2）脱垂者应避免重体力劳动，保持大便通畅，慢性咳嗽者应积极治疗。

（3）患者宜卧床休息，防风寒，忌食辛辣燥烈之物。

食疗小贴士

二麻大肠：猪大肠250~300克，黑芝麻100克，升麻9克，酱油、食盐、味精各适量。将大肠翻转洗净，升麻用纱布包好，分为数包。然后，每一节大肠内加入升麻1小包和适量黑芝麻，扎紧大肠两端，放入砂锅内，加水适量，先用武火煮沸，改用文火炖至烂熟，去升麻加酱油、食盐、味精调味即可。分次食肠饮汤，连食10~15剂。

第三节 儿科病证

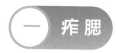

一 痄腮 拔罐法 让孩子远离腮腺炎

痄腮是由时邪引起的一种急性传染病，以发热、耳下舌部肿胀疼痛为主要特征。本病四季均可发病，冬春两季多见。多发于3岁以上儿童。感染本病后绝大多数患者可获得终身免疫。根据其临床表现不同，有邪犯少阳、热毒蕴结之分。若一侧或两侧腮部漫肿疼痛，咀嚼不利，轻微发热恶寒，咽红纳少者，为邪犯少阳；若一侧或两侧耳下腮部漫肿疼痛，坚硬拒按，张口咀嚼困难，壮热，头痛，烦躁者，为热毒蕴结。

西医学中流行性腮腺炎、化脓性腮腺炎表现痄腮特征者，皆可参照本篇内容进行拔罐治疗。

1 走罐法

患儿取俯伏坐位或俯卧位，充分暴露背部，将背部涂上适量的润滑油，根据身体胖瘦，选择适当大小的火罐，用闪火法将罐拔在患儿的背部，然后沿足太阳膀胱经两侧的循行线上下来回走罐多次，直到循行线上的皮肤出现明显的痧斑为止，接着将罐留在大椎穴5分钟，起罐后将背部的润滑油擦拭干净，每周1~2次。

○ 足太阳膀胱经背部走行：在背部，后正中线左右旁开1.5寸、3寸直线上，共4条直线。

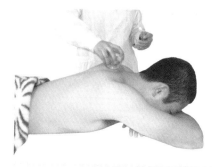

足太阳膀胱经走罐（1）

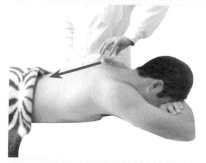

足太阳膀胱经走罐（2）

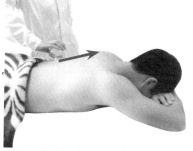

足太阳膀胱经走罐罐（3）

② 留罐法　大椎、颊车、肺俞、心俞、肝俞、胆俞

　　患儿取俯卧位，选择大小适宜的火罐，用闪火法、贴棉法等方法，将罐拔于以上穴位，根据所拔罐的负压大小及患者的皮肤情况，留罐5~15分钟，同一部位拔罐隔日一次，7~10次为一疗程，两个疗程之间应间隔3~5天（或等罐斑痕迹消失）。

主穴　大椎、颊车

○ 大椎

【定位】在后正中线上，第7颈椎棘突下凹陷中。

【简便取穴】略低头，颈部后正中线上，最突起处即为第7颈椎棘突，转动颈部，随之而动的棘突为第7颈椎棘突，其下方凹陷中即为此穴。

【功效】清热解表，截疟止痫。

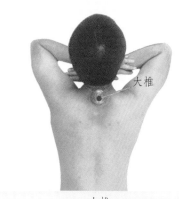

大椎

○ 颊车

【定位】在面颊部，下颌角前上方约1横指（中指），当咀嚼时咬肌隆起，按之凹陷处。

【简便取穴】用手做托腮动作，同时做咀嚼活动，可感到咬肌运动处，即为此穴。

【功效】祛风清热，开关通络。

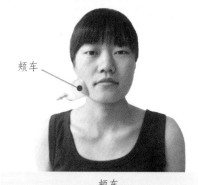

颊车

配穴　邪犯少阳加肺俞、心俞　热毒蕴结加肝俞、胆俞

○ 肺俞

【定位】在背部，当第3胸椎棘突下，旁开1.5寸。

【简便取穴】在背部，与肩胛骨下缘平齐（即第7胸椎棘突下），向上推数4个棘突，其下旁开2横指（食、中指），即为此穴。

【功效】宣肺平喘，化痰止咳，清热理气。

心俞

【定位】在背部，当第5胸椎棘突下，旁开1.5寸。

【简便取穴】由平双肩胛骨下角之椎骨（第7胸椎）往上推2个椎骨即第5胸椎骨，其棘突下双侧各旁开2横指（食、中指）处即是本穴。

【功效】宽胸降气，宁心止痛。

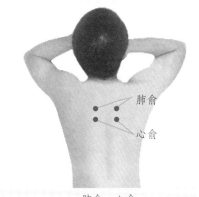

肺俞、心俞

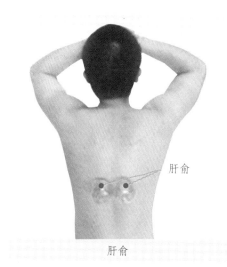

肝俞

肝俞

【定位】在背部，当第9胸椎棘突下，旁开1.5寸。

【简便取穴】在背部，与肩胛骨下缘平齐（即第7胸椎棘突下），向下推数2个棘突，即第9胸椎棘突下旁开2横指（食、中指）处，即为此穴。

【功效】清热化湿，疏肝利胆。

胆俞

【定位】在背部，当第10胸椎棘突下，旁开1.5寸。

【简便取穴】由第7胸椎再向下摸3个椎体，即第10胸椎棘突下旁开2横指（食、中指）处，即是本穴。

【功效】清热化湿，疏肝利胆。

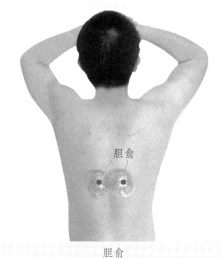

胆俞

注意事项

（1）拔罐时要保持室内温度，儿童拔罐时间不宜过长。患儿在拔罐期间要注意保暖，起罐后要立即穿好衣服，或覆被助汗。

（2）治疗期间应注意护理，发热者需适当休息，饮食宜清淡。

预防调护

（1）本病流行期间，应避免公共场合交叉感染。发病期间应隔离治疗，直至肿胀消退3天为止。

（2）居室应注意空气流通，衣物用具等应煮沸消毒。患儿应卧床休息，直至肿消热退。

（3）予患儿清淡易消化食物，多饮开水，保证充足的液体摄入。

（4）密切观察高热、头痛、嗜睡患儿的病情，及时发现并发症，睾丸肿大痛甚者，局部可予以冷敷，并用纱布做成吊带，将肿胀的阴囊托起。

食疗小贴士

食宜清热解毒之品为主，如绿豆、鲜黄花菜、蚯蚓、金银花等。其中绿豆有清热解毒之效；鲜黄花菜清热，消肿，利尿，养血平肝；蚯蚓则可散热止痛，消肿解毒；金银花为清热解毒常用之品。

金银花凉茶：鲜金银花50~100克（干品30~50克）。将金银花浸洗后，加水适量煎汤，煎沸后，再稍煎3~5分钟，然后去渣取汤约250毫升，待凉后放入冰箱内冷藏。以上为1日量，作冷饮或凉茶，分2~5次饮用，连服3~5天。清热解毒，适用于小儿腮腺炎。

二 百日咳 拔罐法 清热又止咳

百日咳是小儿感受百日咳时邪引起的肺系传染病，以阵发性痉挛性咳嗽，咳末有特殊的鸡鸣样吸气性吼声为特征。本病四季均可发生，尤以冬春两季为多。5岁以下婴幼儿最易发病。根据其临床表现不同，有邪犯肺卫、痰火阻肺之分。若初期类似感冒症状、痰稠、咳吐不畅者，为邪犯肺卫；若阵发性痉挛性咳嗽频作、咳末需吐出痰涎及食物者，为痰火阻肺。

西医学中表现百日咳特征者，可参照本篇内容进行拔罐治疗。

留罐法 大椎、风门、肺俞、身柱、脾俞、胃俞、丰隆

患儿取俯伏坐位或俯卧位，选择大小适宜的火罐，用闪火法、贴棉法等方法，将罐拔于以下穴位，根据所拔罐的负压大小及患儿的皮肤情况，留罐5~15分钟，拔罐隔日一次，7~10次为一疗程，两个疗程之间应间隔3~5天（或等罐斑痕迹消失）。

主穴 大椎、风门、肺俞

大椎

【定位】在后正中线上，第7颈椎棘突下凹陷中。

【简便取穴】略低头，颈部后正中线上，最突起处即为第7颈椎棘突，转动颈部，随之而动的棘突为第7颈椎棘突，其下方凹陷中即为此穴。

【功效】清热解表，截疟止痫。

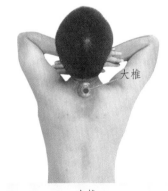

大椎

○风门

【定位】在背部，当第2胸椎棘突下，旁开1.5寸。

【简便取穴】略低头，颈部后正中线上，最突起处即为第7颈椎棘突，向下推数2个棘突，其下旁开2横指（食、中指）即为此穴。

【功效】解表宣肺，护卫固表。

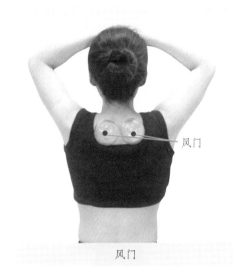
风门

○肺俞

【定位】在背部，当第3胸椎棘突下，旁开1.5寸。

【简便取穴】由大椎穴往下推3个椎骨即为第3胸椎，由此椎棘突下双侧旁开2横指（食、中指）处即是本穴。

【功效】宣肺平喘，化痰止咳，清热理气。

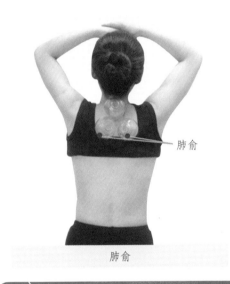
肺俞

配穴 邪犯肺卫加身柱、脾俞
痰火阻肺加胃俞、丰隆

○身柱

【定位】在背部，当后正中线上，第3胸椎棘下凹陷中。

【简便取穴】略低头，颈部后正中线上，最突起处即为第7颈椎棘突，向下推数3个棘突，即为此穴。

【功效】宣肺清热，宁神镇咳。

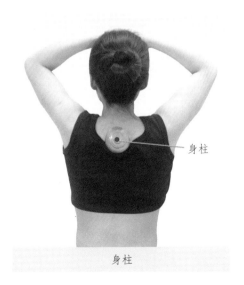
身柱

○ 脾俞

【定位】在背部，当第11胸椎棘突下，旁开
1.5寸。

【简便取穴】在背部，与肩胛骨下缘平齐
（即第7胸椎棘突下），向下推数4个棘突，
其下旁开2横指（食、中指），即为此穴。

【功效】健脾和胃，理中降逆。

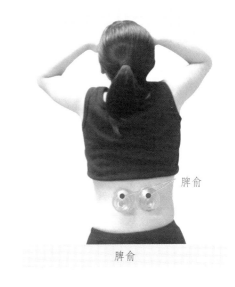

脾俞

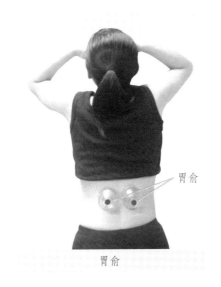

胃俞

○ 胃俞

【定位】在背部，当第12胸椎棘突下，旁开
1.5寸。

【简便取穴】在背部，与肩胛骨下缘平齐
（即第7胸椎棘突下），向下推数5个棘突，
其下旁开2横指（食、中指），即为此穴。

【功效】健脾和胃，理中降逆。

○ 丰隆

【定位】在小腿前外侧，当外踝尖上8寸，
距胫骨前缘2横指（中指）。

【简便取穴】在小腿前外侧，膝中水平线
（前平膝盖下缘，后平腘横纹）与外踝尖
连线的中点，距胫骨前缘约2横指处凹陷中
即为此穴。

【功效】健脾化痰，和胃降逆。

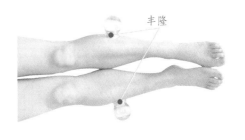

丰隆

注意事项

（1）拔罐时要保持室内温度，患儿在拔罐期间要注意保暖，起罐后要立即穿好衣服，或覆被助汗。

（2）治疗期间应注意护理，发热者需适当休息，饮食宜清淡。

预防调护

（1）本病流行期间，应避免公共场合交叉感染。患儿发病应早期隔离，按时接种疫苗。

（2）居室空气新鲜，但又要防止受寒，避免接触粉尘、异味、辛辣等刺激物。

（3）予患儿清淡易消化食物，宜少食多餐，防止剧咳时呕吐。幼小患儿应防止呕吐物呛入气管，避免引起窒息。

食疗小贴士

百日咳病人对海鲜、河鲜之类的食物特别敏感，一定要忌食；不要吃巧克力、甜点、蛋糕、猪肉、奶油、肥肉等甜腻之物；忌食辛辣刺激之物，如辣椒、胡椒、咖喱、芥末等；不要吃生冷食物，如冷饮、冰镇食物、西瓜、香蕉、柿子、荸荠等。

花生粥：花生仁10克，粳米100克。花生、粳米淘洗干净，同入锅，注入清水适量，煮粥服食，每日1~2次。

三 厌食 拔罐法 健脾助消化

厌食是指小儿长时间厌恶进食、食量减少的一种疾病。本病四季均可发生，尤以夏季暑湿为多。儿童各龄期均可发生，以1~6周岁多见。根据其临床表现不同，有脾失健运、肝郁气滞之分。若纳呆厌食，食而无味，久则犯恶呕吐，脘腹饱胀者，为脾失健运；若受惊或打骂后出现厌食，纳呆便溏，胆怯易惊者，为肝郁气滞。

西医学中单纯性厌食，排除全身性消化道器质性病变、表现厌食特征者，皆可参照本篇内容进行拔罐治疗。

1 留罐法 脾俞、胃俞、中脘、神阙、肝俞

患儿取俯伏坐位或侧卧位，选择大小适宜的火罐，用闪火法、贴棉法等方法，将罐拔于以上穴位，根据所拔罐的负压大小及患儿的皮肤情况，留罐5~15分钟，拔罐隔日一次，7~10次为一疗程，两个疗程之间应间隔3~5天（或等罐斑痕迹消失）。

主穴 脾俞、胃俞、中脘

○ 脾俞

【定位】在背部，当第11胸椎棘突下，旁开1.5寸。

【简便取穴】在背部，与肩胛骨下缘平齐（即第7胸椎棘突下），向下推数4个棘突，其下旁开2横指（食、中指），即为此穴。

【功效】健脾和胃，理中降逆。

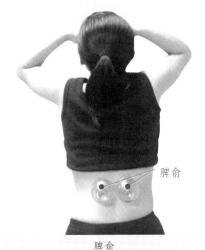

脾俞

脾俞

胃俞

【定位】在背部，当第12胸椎棘突下，旁开
1.5寸。

【简便取穴】背部，与肩胛骨下缘平齐（即
第7胸椎棘突下），向下推数5个棘突，其
下旁开2横指（食、中指），即为此穴。

【功效】健脾和胃，理中降逆。

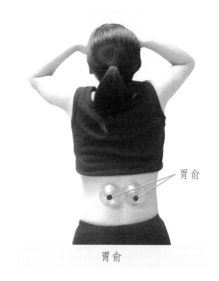

胃俞

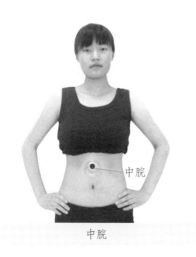

中脘

中脘

【定位】在上腹部，前正中线上，当脐中上
4寸。

【简便取穴】平卧位，肚脐与胸骨剑突连线
中点，即为此穴。

【功效】健脾和胃，温中化湿。

配穴　脾失健运加神阙
　　　肝郁气滞加肝俞

神阙

【定位】在脐中央处。

【简便取穴】肚脐中央，即为此穴。

【功效】回阳救逆，利水固脱。

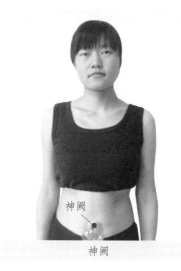

神阙

⊙肝俞

【定位】在背部，当第9胸椎棘突下，旁开
1.5寸。

【简便取穴】在背部，与肩胛骨下缘平齐
（即第7胸椎棘突下），向下推数2个棘突，
即第9胸椎棘突下旁开2横指（食、中指）
处，即为此穴。

【功效】清热化湿，疏肝利胆。

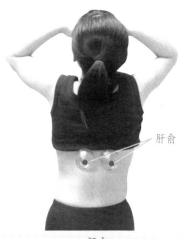

肝俞

 注意事项

（1）对婴幼儿患者手法宜浅、宜轻。

（2）拔罐时要保持室内温度，患儿在拔
　　罐期间要注意保暖，起罐后要立即
　　穿好衣服。

（3）治疗期间家属应充分配合，不应打
　　骂儿童，避免精神刺激。

预防调护

（1）掌握科学喂养方法，合理安排生活饮食起居，培养儿童良好的生活习惯。

（2）注意患儿情志调护，采取合理的教育手段，培养儿童良好性格。

（3）遵循"胃以喜为补"原则，从儿童喜好的食物着手，并注意纠正偏食挑食，
培养良好的饮食习惯。

食疗小贴士

　　健脾开胃法，常用莲子粥或四君香砂面包。也可用炙黄芪500克，党参300克，怀山
药300克，莲子250克，麦芽120克，茯苓200克，苡仁200克，鸡内金60克，大枣（去
核）5枚，共研细末，加米粉、砂糖适量，炖糊佐粥。本方借谷气以悦脾醒胃。

四 遗尿 拔罐法 是孩子遗尿的克星

遗尿是指3周岁以上的小儿在睡眠中小便自遗，醒后方觉的一种病证。以3~12周岁多见。根据其临床表现不同，有肾气不足、肝经郁热之分。若睡中遗尿，小便清长，神疲乏力，智力低下，畏寒肢冷者，为肾气不足；若睡中遗尿，尿少色黄，气味腥臊，性情急躁，夜寐梦语者，为肝经郁热。

西医学中除泌尿生殖器畸形、先天性脊柱裂、先天性大脑发育不全、泌尿系感染、脊柱或颅脑外伤、营养不良等所致的大脑功能紊乱或脊柱反射弧失常以外而表现遗尿特征者，皆可参照本篇内容进行拔罐治疗。

留罐法 关元、三阴交、肾俞、肝俞、阴陵泉

患儿侧卧位或俯伏坐位，选择大小适宜的火罐，用闪火法、贴棉法等方法，将罐拔于以上穴位，根据所拔罐的负压大小及患儿的皮肤情况，留罐5~15分钟，拔罐隔日一次，7~10次为一疗程，两个疗程之间应间隔3~5天（或等罐斑痕迹消失）。

主穴 关元、三阴交

关元

【定位】在下腹部，前正中线上，当脐中下3寸。

【简便取穴】取卧位，以手四指并拢，手掌平贴于腹部，食指内侧贴于肚脐下缘，小指外侧与前正中线交点，即为此穴。

【功效】培元固本，补益下焦。

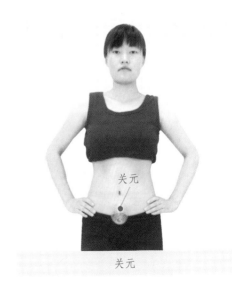

关元

○三阴交

【定位】在小腿内侧，当足内踝尖上3寸，胫骨内侧缘后方。

【简便取穴】正坐屈膝成直角，在小腿内侧，四指并拢，以小指下缘紧靠内踝尖上，食指上缘所在水平线与胫骨后缘交点处即为此穴。

【功效】健脾和胃，补益肝肾，调经止带。

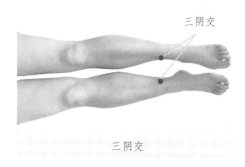

三阴交

配穴 肾气不足加肾俞
肝经郁热加肝俞、阴陵泉

○肾俞

【定位】在背部，当第2腰椎棘突下，旁开1.5寸。

【简便取穴】在背部，肚脐水平正对的后正中线上为第4腰椎，向上推数2个棘突，其下旁开2横指（食、中指）处，即为此穴。

【功效】益肾助阳，纳气利水，强腰聪耳。

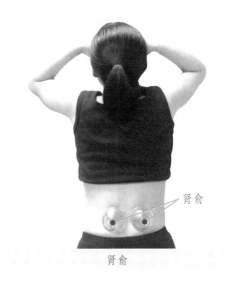

肾俞

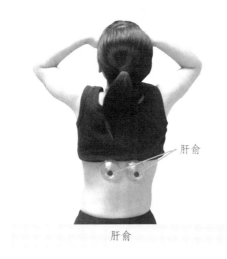

肝俞

○肝俞

【定位】在背部，当第9胸椎棘突下，旁开1.5寸。

【简便取穴】在背部，与肩胛骨下缘平齐（即第7胸椎棘突下），向下推数2个棘突，其下旁开2横指（食、中指）处，即为此穴。

【功效】清热化湿，疏肝利胆。

○ 阴陵泉

【定位】在小腿内侧，胫骨内侧髁后下方凹
陷处。

【简便取穴】从下往上触摸小腿的内侧，左
膝盖的膝盖骨下面，可摸到凸块（胫骨内
侧髁），凸块的后下方凹陷处即为此穴。

【功效】健脾渗湿，益肾固精。

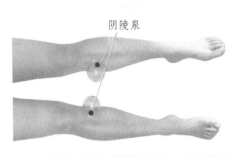

阴陵泉

阴陵泉

 注意事项

（1）对婴幼儿患者手法宜浅、宜轻。

（2）拔罐时要保持室内温度，患儿在拔罐期间要注意保暖，起罐后要立即穿好
衣服。

（3）治疗期间家属应充分配合，不应打骂儿童，避免精神刺激。

预防调护

（1）患儿每晚按时唤醒排尿，逐渐养成排尿习惯，睡前尽量少饮水，培养儿童
良好的生活习惯。

（2）及时更换尿湿的裤褥，保持干燥及外阴清洁。

（3）鼓励患儿消除紧张情绪，建立信心，积极配合服药和各种治疗。

食疗小贴士

羊肚用于脾肺气虚、摄纳无权型；猪膀胱、益智仁适用于肾气不足、下元虚冷型；韭菜
籽、荔枝干可用于脾肺气虚型。

黄芪缩尿汤：黄芪50克，桑螵蛸15克，猪肾1个，食盐少许，炖服。每天1剂，肉汤分
2~5次吃完。可用于气虚型小儿遗尿。

五 小儿泄泻 拔罐法 治疗孩子拉肚子

小儿泄泻是以大便次数增多，粪质稀薄或如水样为特征的一种小儿常见病。本病一年四季均可发生，以夏秋季节发病率最高。根据其临床表现不同，有风寒、伤食之分。若大便清稀，夹有泡沫，臭气不甚，肠鸣腹痛，或伴恶寒发热者，为风寒；若脘腹胀满，腹痛即泻，泻后痛减，泻物酸臭，或如败卵，嗳气酸馊者，为伤食。

西医学中婴幼儿腹泻、急性结肠炎、慢性结肠炎、肠结核、肠功能紊乱、过敏性结肠炎而表现小儿腹泻特征者，皆可参照本篇内容进行拔罐治疗。

1 留罐法 神阙、中脘、脾俞、肾俞、胃俞、天枢。

患儿侧卧位或俯伏坐位，选择大小适宜的火罐，用闪火法、贴棉法等方法，将罐拔于以下穴位，根据所拔罐的负压大小及患儿的皮肤情况，留罐5~15分钟，每日2次，上下午各1次。

主穴 神阙、中脘

○神阙

【定位】在腹中部，脐中央处。

【简便取穴】肚脐中央，即为此穴。

【功效】回阳救逆，利水固脱。

○中脘

【定位】在上腹部，前正中线上，当脐中上4寸。

【简便取穴】平卧位，肚脐与胸骨剑突连线中点，即为此穴。

【功效】健脾和胃，温中化湿。

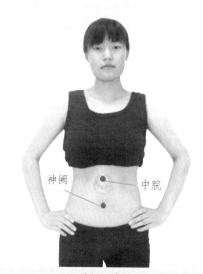

神阙、中脘

配穴　风寒加脾俞、肾俞
伤食加胃俞、天枢

◎ 脾俞

【定位】在背部，当第11胸椎棘突下，旁开
1.5寸。

【简便取穴】在背部，与肩胛骨下缘平齐
（即第7胸椎棘突下），向下推数4个棘突，
其下旁开2横指（食、中指）处，即为此穴。

【功效】健脾和胃，理中降逆。

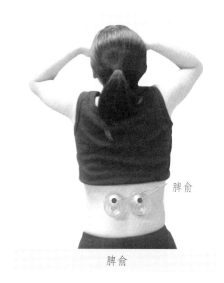

脾俞

◎ 肾俞

【定位】在背部，当第2腰椎棘突下，旁开
1.5寸。

【简便取穴】在背部，肚脐水平正对的后正
中线上为第4腰椎，向上推数2个棘突，其
下旁开2横指（食、中指）处，即为此穴。

【功效】益肾助阳，纳气利水，强腰聪耳。

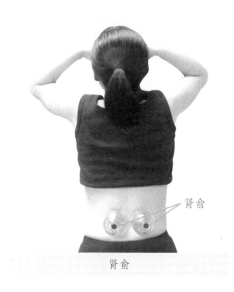

肾俞

◎ 胃俞

【定位】在背部，当第12胸椎棘突下，旁开
1.5寸。

【简便取穴】在背部，与肩胛骨下缘平齐
（即第7胸椎棘突下），向下推数5个棘突，
其下旁开2横指（食、中指）处，即为此穴。

【功效】健脾和胃，理中降逆。

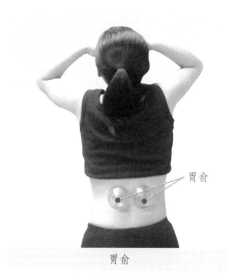

胃俞

◎ 天枢

【定位】在腹部，横平脐中，前正中线旁开
2寸。

【简便取穴】肚脐水平线上，脐旁2横指
（大拇指）。

【功效】健脾和胃，调经导滞。

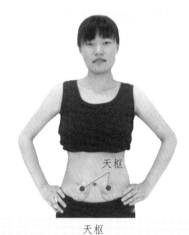

天枢

② **闪罐法** 神阙

患者取仰卧位，充分暴露脐部，拔于神阙后立即取下，反复操作直至皮肤潮红
为止，每次15~20下，闪罐隔日一次，7~10次为一疗程，两个疗程之间应间隔3~5天
（或等罐斑痕迹消失）。

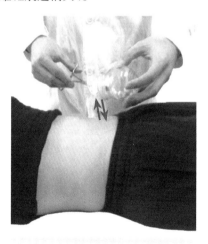

神阙闪罐（1）

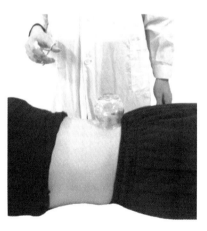

神阙闪罐（2）

神阙

【定位】在腹中部脐中央处。

【简便取穴】肚脐中央即是本穴。

【功效】回阳救逆，利水固脱。

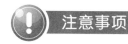 **注意事项**

（1）治疗期间应纠正不合理的饮食习惯，给予患儿营养丰富易消化的食物。

（2）轻症患儿忌食油腻辛辣食物，重症患儿禁止饮水，但不可超过8小时，以免脱水。

预防调护

（1）注意儿童饮食卫生，饭前便后要洗手，餐具应消毒，食品宜新鲜清洁，忌暴饮暴食和肥甘厚味。

（2）加强户外活动，注意气候变化，及时增减衣物，避免腹部受凉。

（3）保持清洁，勤换尿布。便后应用温水清洗臀部，并喷爽身粉防止红臀。

食疗小贴士

小儿腹泻频时应严格控制饮食，养成定时定量进食习惯，并鼓励多饮糖盐水等，注意饮食卫生，饮食的多样化。选食稀粥、烂面等，忌食油腻、辛辣、煎炒、寒凉之品，婴儿腹泻重时应暂停母乳，待腹泻缓解再逐渐增加，同时乳母应忌食肥甘厚味之品。

第四节　外科病证

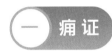

一　痈证
拔罐法
让你远离红热痛

痈证是指发生于体表皮肉之间的急性化脓性疾病。特点为局部光软无头，红肿疼痛，结块范围多在6~9厘米左右，发病迅速，易肿、易脓、易溃、易敛，或伴有恶寒、发热、口渴等全身症状。根据其临床表现，总因火毒蕴结。

西医学中皮肤浅表脓肿、急性化脓性淋巴结炎而表现痈证特征者，皆可参照本篇内容进行拔罐治疗。

① 走罐法

患者取俯伏坐位或俯卧位，充分暴露背部，将背部涂上适量的润滑油，根据病人的身体胖瘦，选择适当大小的火罐，用闪火法将罐拔在患者的背部，然后沿足太阳膀胱经两侧的循行线上下来回走罐多次，直到循行线上的皮肤出现明显的瘀斑为止，起罐后将背部的润滑油擦拭干净，每周1~2次。

② 留罐法　足三里、三阴交、大椎、曲池

患者取坐位或俯卧位，选择大小适宜的火罐，用闪火法、贴棉法等方法，将罐拔于以下穴位，根据所拔罐的负压大小及患者的皮肤情况，留罐10~15分钟，拔罐隔日一次，7~10次为一疗程，两个疗程之间应间隔3~5天（或等罐斑痕迹消失）。

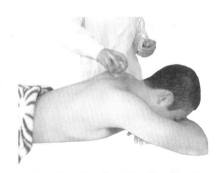

背部足太阳膀胱经走罐（1）

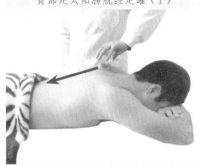

背部足太阳膀胱经走罐（2）

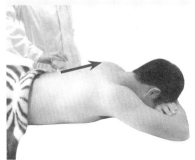

背部足太阳膀胱经走罐（3）

○ 足太阳膀胱经背部走行：在背部，后正中线左右旁开1.5寸、3寸直线上，共4条直线。

主穴 足三里、三阴交

足三里

【定位】在小腿前外侧，当犊鼻（在膝前区，髌韧带外侧凹陷中）下3寸，距胫骨前缘1横指（中指）。

【简便取穴】在小腿前外侧，外膝眼下4横指，胫骨边缘1横指（中指）。

【功效】扶正培元，通经活血。

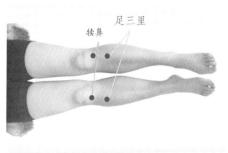

足三里

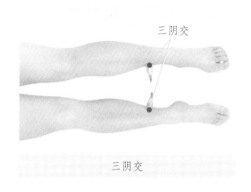

三阴交

三阴交

【定位】在小腿内侧，当足内踝尖上3寸，胫骨内侧缘后方。

【简便取穴】正坐屈膝成直角，在小腿内侧，四指并拢，以小指下缘紧靠内踝尖上，食指上缘所在水平线与胫骨后缘交点处即为此穴。

【功效】健脾和胃，补益肝肾，调经止带。

配穴 大椎、曲池

大椎

【定位】在后正中线上，第7颈椎棘突下凹陷中。

【简便取穴】略低头，颈部后正中线上，最突起处即为第7颈椎棘突，转动颈部，随之而动的是棘突为第7颈椎棘突，其下方凹陷中即为此穴。

【功效】清热解表，截疟止痫。

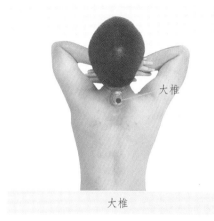

大椎

○ 曲池

【定位】在肘横纹外侧端，屈肘，当尺泽
（在肘区，肘横纹上，肱二头肌腱桡侧缘
凹陷中）与肱骨外上髁连线的中点。

【简便取穴】屈肘，肘横纹的外侧端，即为
此穴。

【功效】散风止痒，清热消肿。

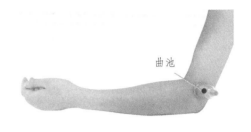

曲池

曲池

 注意事项

（1）拔罐时要注意消毒，防止交叉感染。保持室内温度，起罐后要立即穿好衣服。

（2）对有炎症浸润和全身中毒症状者，应配合其他药物治疗。对合并有休克等严
重症状者禁用本法。

预防调护

（1）保持皮肤清洁，预防外邪感染。

（2）平素少食辛辣助火及肥甘厚腻之品，患病期间忌烟酒，忌食辛辣鱼腥等发物。

（3）有外感症状者宜静卧休息，减少患部活动。

食疗小贴士

应少食辛辣刺激之品，忌饮烈性酒，以防辛辣之品损伤脾胃致使肠胃积湿生热而诱发本
病或加重病性。应多食新鲜蔬菜、水果保持大便通畅。可用马齿苋10克、黄芩50克，煎汤
熏洗患处，每日2次。

二 疖肿 拔罐法 消除疖肿疼痛

疖肿是指发生在肌肤浅表部位、范围较小的急性化脓性疾病。特点为肿势局限，范围多在3厘米左右，突起根浅，色红、灼热、疼痛，易脓、易溃、易敛。根据其临床表现不同，有实证、虚证之分。若疖肿散发全身，或簇集一处，根浅色红，伴发热、口渴、便秘、溲赤者，为实证疖肿；若疖肿此愈彼起，脓水稀薄，收口时间长者，为虚证疖肿。

西医学中头皮穿凿性脓肿、疖病等而表现疖肿特征者，皆可参照本篇内容进行拔罐治疗。

1 走罐法

患者取俯伏坐位或俯卧位，充分暴露背部，将背部涂上适量的润滑油，根据病人的身体胖瘦，选择适当大小的火罐，用闪火法将罐拔在患者的背部，然后沿足太阳膀胱经两侧的循行线上下来回走罐多次，直到循行线上的皮肤出现明显的痧斑为止，起罐后将背部的润滑油擦拭干净。每周1~2次。

○ **足太阳膀胱经背部走行**：在背部，后正中线左右旁开1.5寸、3寸直线上，共4条直线。

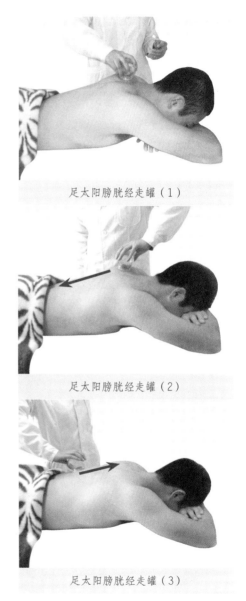

足太阳膀胱经走罐（1）

足太阳膀胱经走罐（2）

足太阳膀胱经走罐（3）

② 留罐法 足三里、三阴交、大椎、关元

患者取坐位或仰卧位，选择大小适宜的火罐，用闪火法、贴棉法等方法，将罐拔于以下穴位，虚证者配合艾灸关元。根据所拔罐的负压大小及患者的皮肤情况，留罐10~15分钟，拔罐隔日一次，7~10次为一疗程，两个疗程之间应间隔3~5天（或等罐斑痕迹消失）。

主穴 足三里、三阴交

○足三里

【定位】在小腿前外侧，当犊鼻（在膝前区，髌韧带外侧凹陷中）下3寸，距胫骨前缘1横指（中指）。

【简便取穴】在小腿前外侧，外膝眼下4横指，胫骨边缘1横指（中指）。

【功效】调和气血，扶正培元。

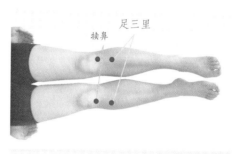

足三里

○三阴交

【定位】在小腿内侧，当足内踝尖上3寸，胫骨内侧缘后方。

【简便取穴】正坐屈膝成直角，在小腿内侧，四指并拢，以小指下缘紧靠内踝尖上，食指上缘所在水平线与胫骨后缘交点处即为此穴。

【功效】健脾和胃，补益肝肾，调经止带。

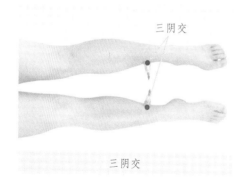

三阴交

配穴 实证加大椎
虚证加关元

○大椎

【定位】在后正中线上，第7颈椎棘突下凹陷中。

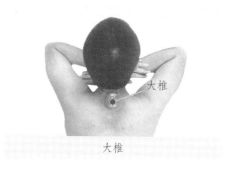

大椎

【简便取穴】略低头，颈部后正中线上，最突起处即为第7颈椎棘突，转动颈部，随之而动的棘突为第7颈椎棘突，其下方凹陷中即为此穴。

【功效】清热解表，截疟止痫。

○ 关元

【定位】在下腹部，前正中线上，当脐中下3寸。

【简便取穴】取卧位，以手四指并拢，手掌平贴于腹部，食指内侧贴于肚脐下缘，小指外侧与前正中线交点，即为此穴。

【功效】培元固本，补益下焦。

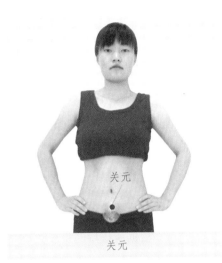

关元

!▶ 注意事项

（1）拔罐时要注意消毒，防止交叉感染。保持室内温度，起罐后要立即穿好衣服。

（2）对有炎症浸润和全身中毒症状者，应配合其他药物治疗。

😊 预防调护

（1）注意个人卫生，勤洗澡，勤理发，勤修剪指甲，勤换衣服。

（2）平素少食辛辣助火及肥甘厚腻之品，患病忌食辛辣鱼腥等发物，保持大便通畅。

（3）注意防暑降温，多饮清凉饮料，防止痱子发生。

（4）患消渴病者应及时治疗。体虚者应积极锻炼身体，增强体质。

食疗小贴士

　　忌食辛热，油腻饮食，如辣椒、姜、芥、酒等。可用鲜马齿苋60克、白矾15克，将马齿苋捣烂绞取汁，再将白矾研末撒入汁内，以鸡羽蘸药液涂搽，一日4~8次。

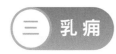

三 乳痈　拔罐法
助你产后乳不肿

乳痈是由热毒入侵乳房而引起的急性化脓性疾病。特点为乳房局部结块，红肿热痛，并有恶寒发热等全身症状。根据其临床表现不同，有气滞热壅、热毒炽盛之分。若乳房结块，皮色不变或微红，局部肿胀疼痛者，为气滞热壅；若乳房肿痛，局部焮红灼热，脓出后红肿不消者，为热毒炽盛。

西医学中急性化脓性乳腺炎等表现乳痈特征者，皆可参照本篇内容进行拔罐治疗。

① 拔罐法 乳根、肝俞、委中、大椎、肩井

患者取俯伏坐位或侧卧位，选择大小适宜的火罐，用闪火法、贴棉法等方法，将罐拔于以下穴位，根据所拔罐的负压大小及患者的皮肤情况，留罐10~15分钟，同一部位拔罐隔日一次，7~10次为一疗程，两个疗程之间应间隔3~5天（或等罐斑痕迹消失）。

主穴 ＼ 乳根

◯ 乳根

【定位】在胸部，当乳头直下，乳房根部，第5肋间隙，距前正中线4寸处。

【简便取穴】取卧位，乳头直下推数第1个肋间隙，即为此穴。

【功效】燥化脾湿。

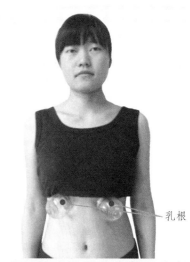

乳根

乳根

配穴 ＼ 气滞热壅加肝俞、委中
热毒炽盛加大椎、肩井

◯ 肝俞

【定位】在背部，当第9胸椎棘突下，旁开1.5寸。

【简便取穴】在背部，与肩胛骨下缘平齐
（即第7胸椎棘突下），向下推数2个棘突，
即第9胸椎棘突下旁开2横指（食、中指）
处，即为此穴。

【功效】清热化湿，疏肝利胆。

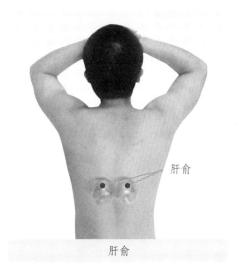

肝俞

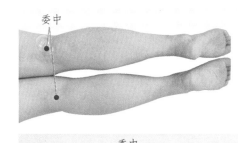

委中

大椎

【定位】在后正中线上，第7颈椎棘突下凹
陷中。

【简便取穴】略低头，颈部后正中线上，最
突起处即为第7颈椎棘突，转动颈部，随之
而动的棘突为第7颈椎棘突，其下方凹陷中
即为此穴。

【功效】清热解表，截疟止痫。

肩井

【定位】在肩上，当大椎与肩峰端连线的中
点上。

【简便取穴】在肩上，乳头之上，大椎穴与
肩峰连线的中点，即为此穴。

【功效】散风清热，消肿止痛。

委中

【定位】在腘横纹中点，当股二头肌腱与半
腱肌肌腱的中间。

【简便取穴】腘窝中央，即为此穴。

【功效】清热醒脑，理血消肿，祛风利湿，
强健腰膝。

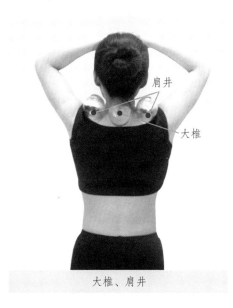

大椎、肩井

② 走罐法

患者取俯伏坐位或俯卧位，充分暴露背部，将背部涂上适量的润滑油，根据病人的身体胖瘦，选择适当大小的火罐，用闪火法将罐拔在患者的背部，然后沿督脉和足太阳膀胱经两侧的循行线上下来回走罐多次，直到循行线上的皮肤出现明显的痧斑为止，接着将罐留在患乳对应的背部5分钟，起罐后将背部的润滑油擦拭干净，每周1~2次。

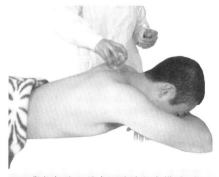

背部督脉、足太阳膀胱经走罐（1）

- 足太阳膀胱经背部走行：在背部，后正中线左右旁开1.5寸、3寸直线上，共4条直线。
- 督脉背部走行：在背部，当后正中线上。

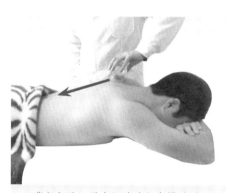

背部督脉、足太阳膀胱经走罐（2）

 注意事项

（1）拔罐时要保持室内温度，起罐后要立即穿好衣服。

（2）为保护乳腺，不主张点刺局部。炎症严重者，应暂停哺乳，经常用吸乳器吸乳。

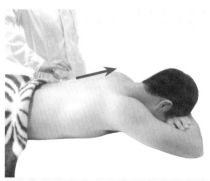

背部督脉、足太阳膀胱经走罐（3）

预防调护

（1）以胸罩或三角巾托起患乳，脓未成者应减少活动牵痛，有助于加速疮口愈合。

（2）乳母宜心情舒畅，情绪稳定。忌食辛辣炙煿之物，不过食肥甘厚腻之品。

（3）注意乳儿口腔及乳母乳头清洁，不使婴儿含乳而睡；要定时哺乳，每次哺乳应将乳汁吸空，防止积滞，可按摩或用吸奶器辅助排出乳汁。

（4）若有乳头擦伤、皲裂，可外涂麻油或蛋黄油；身体其他部位有化脓性感染时，应及时治疗。

（5）断乳时应先逐步进行，不可突然断乳。断乳前可用生麦芽60克、生山楂60克煎汤代茶，并用皮硝60克装入纱布袋中外敷。

食疗小贴士

忌食生冷、辛辣刺激、荤腥油腻的食物。各种炎症的乳房病都可选用平性食品，如青蛙肉、鸭蛋、鸭血、瘦猪肉、牛奶等，这些食品有清热生津、健脾养阴的作用。大蒜有抗结核的作用，乳房结核患者可食用。平性类蔬菜水果有胡萝卜、卷心菜、马铃薯、木耳、银耳、香菇、无花果、葡萄、石榴、苹果等。对乳腺的炎症性疾病在热毒蕴盛期尤为适用的蔬菜水果有白萝卜、白菜、黄瓜、海带、紫菜、发菜、苦瓜、荸荠、罗汉果、甘蔗、番茄、香蕉、梨子等，这些食品有益胃生津、清热除烦、润肠通便的功能。

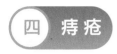

四 痔疮 拔罐法
让你如厕不再痛

痔疮是指直肠下端黏膜下和肛门皮下静脉丛，因血管扩张形成团块，临床以便血、痔核突出、肿痛为主要表现。本病以中年人多见。根据其临床表现不同，有气滞血瘀、脾虚气陷之分。若肛内肿物突出，甚至嵌顿，肛管紧缩，触痛明显者，为气滞血瘀；若肛门松弛，脱出物需用手还纳，便血色鲜红而淡，伴神疲乏力者，为脾虚气陷。

西医学中内痔、外痔、混合痔而表现痔疮特征者，皆可参照本篇内容进行拔罐治疗。

1 **拔罐法** 大肠俞、次髎、血海，天枢、关元、气海

患者取俯伏坐位，选择大小适宜的火罐，用闪火法、贴棉法等方法，将罐拔于以下穴位，根据所拔罐的负压大小及患者的皮肤情况，留罐10~15分钟，拔罐隔日一次，7~10次为一疗程，两个疗程之间应间隔3~5天（或等罐斑痕迹消失）。

主穴 \ 大肠俞、次髎

○ **大肠俞**

【定位】在腰部，当第4腰椎棘突下，旁开1.5寸。

【简便取穴】在背部，肚脐水平正对的后正中线上为第1腰椎，其下旁开2横指（食、中指），即为此穴。

【功效】调理肠胃，理气化滞。

○ **次髎**

【定位】在骶部，当髂后上棘内下方，适对第2骶后孔处。

【简便取穴】俯卧，从髂嵴最高点向内下方循摸一高骨突起，即是髂后上棘，与之平齐，髂骨正中突起处是第1骶椎棘突，髂后上棘与第2骶椎棘突之间即第2骶后孔，即为此穴。

【功效】调理下焦，清利湿热。

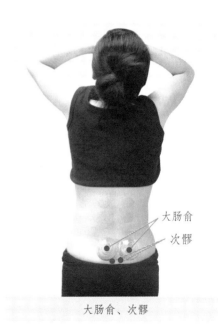

大肠俞

次髎

大肠俞、次髎

配穴 气滞血瘀加血海，天枢
脾虚气陷加关元、气海

○血海

【定位】屈膝，在大腿内侧，髌底内侧端上2寸，当股四头肌内侧头的隆起处。

【简便取穴】屈膝，以左手掌放于右膝上，二至五指向上伸直，拇指与食指约成45°角斜置，拇指尖下即为此穴。

【功效】调经统血，健脾化湿。

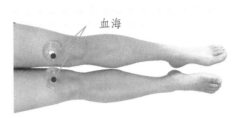

血海

血海

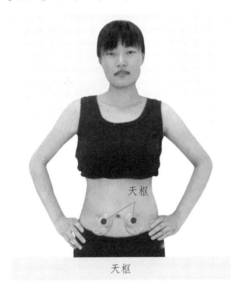

天枢

天枢

○天枢

【定位】在腹部，横平脐中，前正中线旁开2寸。

【简便取穴】肚脐水平线上，脐旁2横指（大拇指）处。

【功效】健脾和胃，调经导滞。

○关元

【定位】在下腹部，前正中线上，当脐中下3寸。

【简便取穴】取卧位，以手四指并拢，手掌平贴于腹部，食指内侧贴于肚脐下缘，小指外侧与前正中线交点，即为此穴。

【功效】培元固本，补益下焦。

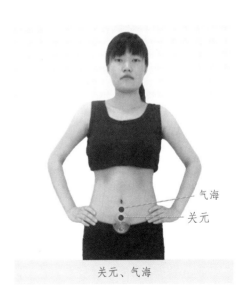

气海

关元

关元、气海

○ 气海

【定位】在下腹部，脐中下 1.5 寸，前正中线上。

【简便取穴】肚脐直下 2 横指（食、中指）处即是本穴。

【功效】益气助阳，调经固精。

② 闪罐法　神阙

患者取仰卧位，充分暴露神阙穴，拔于神阙穴后立即取下，反复操作直至皮肤潮红为止，每次 15~20 下，闪罐隔日一次，7~10 次为一疗程，两个疗程之间应间隔 3~5 天（或等罐斑痕迹消失）。

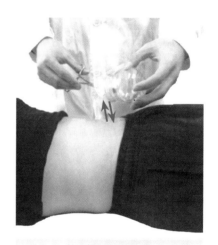

神阙闪罐（1）

○ 神阙

【定位】在脐中央处。

【简便取穴】肚脐中央即是本穴。

【功效】回阳救逆，利水固脱。

 注意事项

（1）拔罐时要保持室内温度。

（2）患者治疗后应避免重体力劳动，养成定时大便习惯，保持大便通畅，防止便秘。

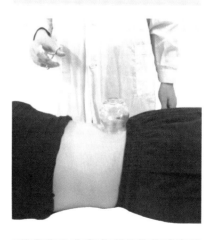

神阙闪罐（2）

预防调护

（1）患者平素应多吃新鲜蔬菜，忌食辛辣。

（2）加强提肛功能锻炼，避免久坐久站及蹲厕时间过长。

食疗小贴士

应防止大便秘结，保持大便通畅，多食青绿蔬菜、新鲜水果，如芹菜、菠菜、韭菜、黄花菜、茭白以及苹果、桃、杏、瓜类等。另外，对痔疮有预防作用的食物还有赤小豆、槐花、黑芝麻、肉苁蓉、猪大肠、羊大肠、鳖肉、胡桃肉、竹笋、蜂蜜等。

五 落枕 拔罐法 让你脖子转动更自如

落枕是指以颈部疼痛、颈项僵硬、转侧不便为主要表现的颈部伤筋，又称"失枕"。轻者可自行痊愈，重者可延至数周。多因体质虚弱，劳累过度，睡眠时头颈部位置不当，或枕头高低不适所致。

西医学中急性单纯性颈项强痛、颈部软组织扭伤等表现扭伤特征者，皆可参照本篇内容进行拔罐治疗。

1 走罐法

患者取俯卧位，充分暴露颈背部，在颈背部涂上适量的润滑油，根据病人的身体胖瘦，选择适当大小的火罐，用闪火法将罐拔在患者的颈背部，然后沿肌肉走行上下来回走罐多次，直到循行线上的皮肤出现明显的痧斑为止，起罐后将背部的润滑油擦拭干净，每周1~2次。

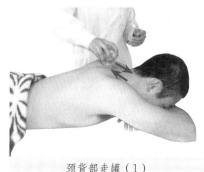

颈背部走罐（1）

2 留罐法 肩中俞、肩外俞、肩井、天宗

患者取俯伏坐位或俯卧位，选择大小适宜的火罐，用闪火法、贴棉法等方法，将罐拔于以上穴位，根据所拔罐的负压大小及患者的皮肤情况，留罐10~15分钟，拔罐隔日一次，7~10次为一疗程，两个疗程之间应间隔3~5天（或等罐斑痕迹消失）。

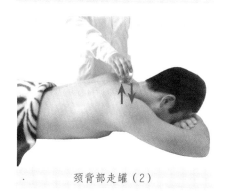

颈背部走罐（2）

肩中俞

【定位】在背部，当第7颈椎棘突下，旁开2寸。

【简便取穴】前倾坐位，在第7颈椎棘突下，正中线旁开2横指（食、中指）处，即为此穴。

【功效】解表宣肺。

肩外俞

【定位】在背部，当第1胸椎棘突下，旁开3寸。

【简便取穴】前倾坐位，在第7颈椎向下推数1个棘突，其下旁开四指并拢的距离，即为此穴。

【功效】舒筋活络，祛风止痛。

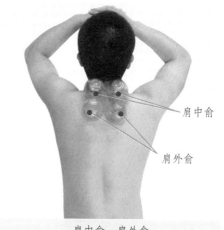

肩中俞、肩外俞

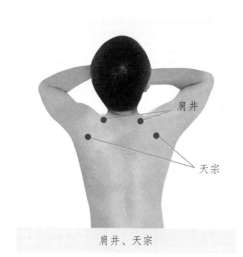

肩井、天宗

肩井

【定位】在肩上，当大椎与肩峰端连线的中点上。

【简便取穴】在肩上，乳头之上，第7颈椎与肩峰连线的中点，即为此穴。

【功效】散风清热，消肿止痛。

天宗

【定位】在肩胛部，当冈下窝中央凹陷处，与第4胸椎相平。

【简便取穴】正坐或俯伏位，在肩胛冈下缘与肩胛骨下角之间连线上，当上、中1/3交点。

【功效】通经活络，止痛消肿。

161

注意事项

（1）拔罐时要保持室内温度，避风寒，注意保暖。

（2）治疗同时需进行活动，局部力度不宜过重。

预防调护

（1）注意睡姿，枕头不宜过高，养成良好的睡眠习惯，使颈椎保持正常的生理弯曲。

（2）明确诊断，反复发作者应考虑颈椎病。

食疗小贴士

多以清淡食物为主，注意饮食规律。

葛根赤小豆粥：葛根15克，水煎去渣取汁，赤小豆20克，粳米30克，共煮粥服食，适用于颈项僵硬者。

六 颈椎病 颈椎疼痛 拔罐法管用

颈椎病是指颈椎及其周围软组织发生病理改变或骨质增生等而导致颈神经根、颈部脊髓、椎动脉及交感神经受压或刺激而引起的综合征。本病多发于40岁以上的成年人，男女皆可发生。主要症状有：颈肩部疼痛僵硬，疼痛麻木可放射至前臂、手指，指尖有麻木感，部分患者亦有头晕、恶心、耳鸣、耳聋、颈部压痛、行走不稳和肌肉萎缩等症状。

西医学中颈椎退行性病变等表现颈椎综合征特征者，皆可参照本篇内容进行拔罐治疗。

1 拔罐法 颈部夹脊穴、肩髃、曲池、内关、足三里

患者取俯伏坐位或俯卧位，选择大小适宜的火罐，用闪火法、贴棉法等方法，将罐拔于以下穴位，根据所拔罐的负压大小及患者的皮肤情况，留罐10~15分钟，拔罐隔日一次，7~10次为一疗程，两个疗程之间应间隔3~5天（或等罐斑痕迹消失）。

主穴 颈部夹脊穴

○ 颈部夹脊穴：位于项部正中线两侧，第1~7颈椎棘突下缘旁开0.5寸处。

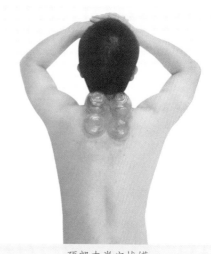

颈部夹脊穴拔罐

配穴 上肢麻木加肩髃、曲池
心慌心悸加内关、足三里

○ 肩髃

【定位】肩峰端下缘，当肩峰与肱骨大结节之间，三角肌上部中央，肩峰前下方凹处。

【简便取穴】将上臂外展平举，肩关节部即可呈现出两个凹陷，前面一个凹陷中，即为此穴。

【功效】疏风散热，通经活络。

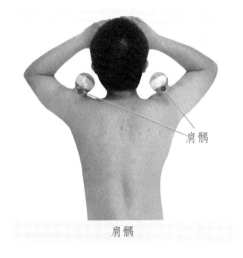

肩髃

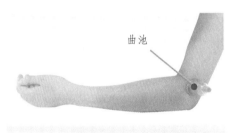

曲池

○ 曲池

【定位】在肘横纹外侧端，屈肘，当尺泽（在肘区，肘横纹上，肱二头肌腱桡侧缘凹陷中）与肱骨外上髁连线的中点。

【简便取穴】屈肘90°角，腕横纹外侧端凹陷处，即为此穴。

【功效】散风止痒，清热消肿。

○ 内关

【定位】在前臂掌侧，当曲泽（在肘前区，肘横纹上，肱二头肌腱的尺侧缘凹陷中）与大陵（在腕前区，腕掌侧远端横纹中，掌长肌腱与桡侧腕屈肌腱之间）连线上，腕横纹上2寸，掌长肌腱与桡侧腕屈肌腱之间。

【简便取穴】手掌向上，手臂中线上，腕横纹上2横指（大拇指），即为此穴。

【功效】宁心安神，理气止痛。

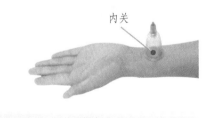

内关

○足三里

【定位】在小腿前外侧，当犊鼻（在膝前区，髌韧带外侧凹陷中）下3寸，距胫骨前缘1横指（中指）。

【简便取穴】在小腿前外侧，外膝眼下4横指，胫骨边缘1横指（中指）。

【功效】健脾和胃，调和气血，扶正培元，通经活血。

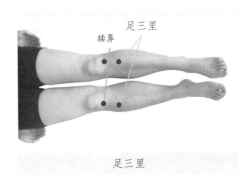

足三里

② 走罐法

患者取俯卧位，充分暴露颈背部，在颈背部涂上适量的润滑油，根据病人的身体胖瘦，选择适当大小的火罐，用闪火法将罐拔在患者的颈背部，然后沿肌肉走行上下来回走罐多次，直到循行线上的皮肤出现明显的痧斑为止，起罐后将背部的润滑油擦拭干净。每周1次。

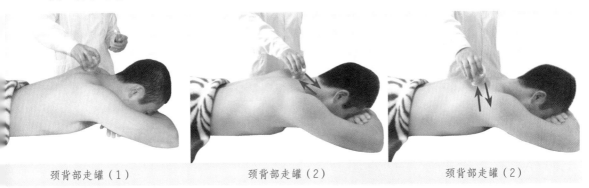

颈背部走罐（1）　　　　颈背部走罐（2）　　　　颈背部走罐（2）

③ 闪罐法

充分暴露颈部，拔于颈部痛点后立即取下，反复操作直至皮肤潮红为止，每次15~20下，闪罐隔日一次，7~10次为一疗程，两个疗程之间应间隔3~5天（或等罐斑痕迹消失）。

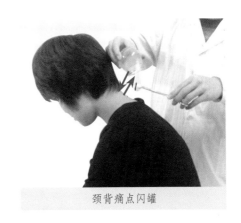

颈背痛点闪罐

注意事项

（1）拔罐时要保持室内温度，避风寒，注意保暖。

（2）拔罐疗法只能改善局部营养代谢，缓解或消除颈椎病临床症状，但不能改变颈椎椎体和椎间盘器质性病变。如有器质性病变，还请及时就医。

预防调护

（1）嘱患者注意睡姿，枕头不宜过高，避免颈部受寒。

（2）避免长时间低头屈颈工作，经常做颈肩部功能锻炼。

食疗小贴士

颈椎病患者应以富含钙、蛋白质、维生素B族、维生素C和维生素E的饮食为主，以牛奶、鱼、猪尾骨、黄豆、黑豆等为多。颈椎病属湿热者，应多吃些葛根、苦瓜、丝瓜等清热解肌通络的果菜；如属寒湿阻滞经络者，应多吃些狗肉、羊肉等温经散寒之食物；如属血虚气滞者，应多进食公鸡、鲤鱼、黑豆等食物。

七 肩臂痛 | 拔罐法 减少肩臂疼痛

肩臂痛是指因外感、内伤或挫闪导致肩臂部气血运行不畅，或失于濡养，引起肩臂部位疼痛为主要症状的一种病证。本病多发生于40岁以上中老年人，女性多于男性。根据其临床表现不同，有寒湿、瘀血之分。若肩臂部冷痛重着，转侧不利，逐渐加重，遇寒加重者，为寒湿；若肩臂部疼痛如刺，痛有定处，疼痛拒按，或有闪挫史者，为瘀血。

西医学中肩关节周围炎、肩部扭挫伤等表现肩臂痛特征者，皆可参照本篇内容进行拔罐治疗。

留罐法 | 肩髃、肩贞、中极、肾俞

患者取俯伏坐位，选择大小适宜的火罐，用闪火法、贴棉法等方法，将罐拔于肩臂部痛点，根据所拔罐的负压大小及患者的皮肤情况，留罐10~15分钟，拔罐隔日一次，7~10次为一疗程，两个疗程之间应间隔3~5天（或等罐斑痕迹消失）。

主穴 | 肩髃、肩贞

○ 肩髃

【定位】肩峰端下缘，当肩峰与肱骨大结节之间，三角肌上部中央，肩峰前方凹陷处。

【简便取穴】上臂外展至水平时，在肩部高骨（锁骨肩峰）外，肩关节上出现两个凹陷，前面的凹陷即是本穴。

【功效】疏风散热，通经活络。

○ 肩贞

【定位】在肩关节后下方，臂内收时，腋后纹头上1寸。

【简便取穴】正坐垂肩，腋后纹头上1横指（大拇指），即为此穴。

【功效】清头聪耳，通经活络。

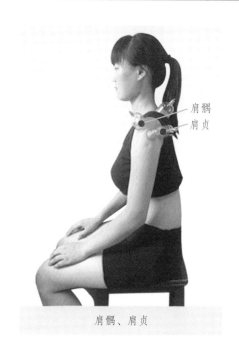

肩髃、肩贞

配穴 寒湿加外关、天宗
瘀血加曲池、臂臑

○ 外关

【定位】在前臂背侧，当阳池（在腕后区，腕背侧远端横纹上，指伸肌腱的尺侧缘凹陷中）与肘尖连线上，腕背横纹上2寸，尺骨与桡骨之间。

【简便取穴】手掌向下，手臂中线上，腕横纹上2横指（大拇指），即为此穴。

【功效】清热解表，聪耳明目，解痉止痛。

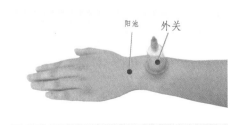
外关

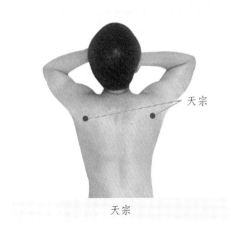
天宗

○ 天宗

【定位】在肩胛部，当冈下窝中央凹陷处，与第4胸椎相平。

【简便取穴】正坐或俯伏位，在肩胛冈下缘与肩胛骨下角之间连线上，当上、中1/3交点。

【功效】通经活络，止痛消肿。

○ 曲池

【定位】在肘横纹外侧端，屈肘，当尺泽（在肘区，肘横纹上，肱二头肌腱桡侧缘凹陷中）与肱骨外上髁连线的中点。

【简便取穴】屈肘90°角，腕横纹外侧端凹陷中，即为此穴。

【功效】散风止痒，清热消肿。

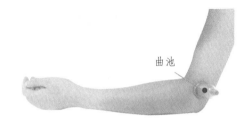
曲池

○ 臂臑

【定位】在臂外侧，三角肌止点处，当曲池
与肩髃（在三角肌区，肩峰外侧缘前端与
肱骨大结节两骨间凹陷中）穴连线上，曲
池上7寸。

【简便取穴】举臂外展，三角肌止点处，即
为此穴。

【功效】清热明目，通经通络。

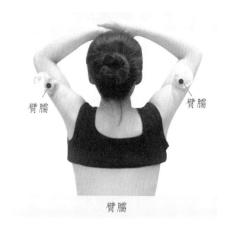

臂臑

臂臑　　　　　　　　　　　　　臂臑

ⓘ 注意事项

（1）拔罐时要保持室内温度，避风寒，注意保暖。

（2）拔罐可对本病有明显的减轻疼痛的作用，但需多次治疗后患肢才可能恢复正常。

☺ 预防调护

　　（1）加强功能锻炼，如爬墙、体后拉手、外旋锻炼，练习太极
拳等。

　　（2）不要勉强举重，不做没有准备动作的暴力运动。同时注意肩臂部
保暖，避免过度劳累。

食疗小贴士

　　宜吃富含蛋白质的食物；宜吃富含各种维生素的食物；宜多喝水。
　　忌吃肥腻食品；忌吃海味；忌饮酒及大量饮咖啡、浓茶；忌生冷寒凉之物。

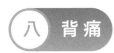

拔罐法
让背部更轻松

八　背痛

背痛是指因外感、内伤或挫闪导致背部气血运行不畅，或失于濡养，引起背部疼痛为主要症状的一种病证。根据其临床表现不同，有寒湿、瘀血之分。若背部冷痛重着，转侧不利，逐渐加重，静卧病痛不减，遇寒加重者，为寒湿；若背痛如刺，痛有定处，疼痛拒按，多有闪挫史者，为瘀血。

西医学中强直性脊柱炎、背部肌筋膜炎等表现背痛特征者，皆可参照本篇内容进行拔罐治疗。

1 走罐法

患者取俯卧位，充分暴露背部，在背部涂上适量的润滑油，根据病人的身体胖瘦，选择适当大小的火罐，用闪火法将罐拔在患者的背部，然后沿督脉及足太阳膀胱经走行上下来回走罐多次，直到循行线上的皮肤出现明显的瘀斑为止，起罐后将背部的润滑油擦拭干净，每周1~2次。

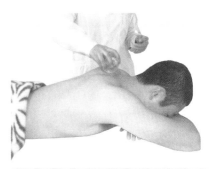

督脉及足太阳膀胱经走罐（1）

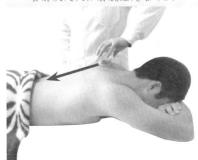

督脉及足太阳膀胱经走罐（2）

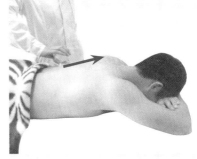

督脉及足太阳膀胱经走罐（3）

- 足太阳膀胱经背部走行：在背部，后正中线左右旁开1.5寸、3寸直线上，共4条直线。
- 督脉背部走行：在背部，当后正中线上。

②留罐法 夹脊穴、足三里、阳陵泉、委中、承山

患者取俯卧位，选择大小适宜的火罐，用闪火法、贴棉法等方法，将罐拔于背部痛点及下述穴位，根据所拔罐的负压大小及患者的皮肤情况，留罐10~15分钟，拔罐隔日一次，7~10次为一疗程，两个疗程之间应间隔3~5天（或等罐斑痕迹消失）。

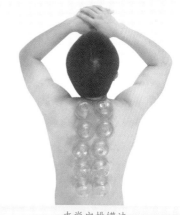

夹脊穴排罐法

○ 夹脊穴：第1胸椎至第5腰椎，各脊椎棘突下旁开0.5寸。

主穴 夹脊穴

配穴 寒湿加足三里、阳陵泉
瘀血加委中、承山

○ 足三里

【定位】在小腿前外侧，当犊鼻（在膝前区，髌韧带外侧凹陷中）下3寸，距胫骨前缘1横指（中指）。

【简便取穴】在小腿前外侧，外膝眼下4横指，胫骨边缘1横指（中指）。

【功效】健脾和胃，调和气血，扶正培元，通经活血。

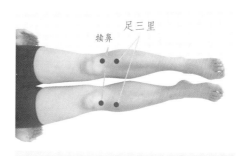

足三里

○ 阳陵泉

【定位】在小腿外侧，当腓骨头前下方凹陷处。

【简便取穴】小腿外侧，膝盖外下方，以拇指指腹按于腓骨头，拇指向下斜指胫骨前脊，拇指尖所指之处即是此穴。

【功效】疏肝利胆，舒筋镇痉。

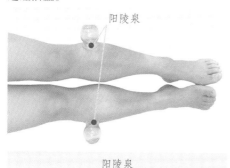

阳陵泉

◦ 委中

【定位】在腘横纹中点，当股二头肌腱与半腱肌肌腱的中间。

【简便取穴】腘窝中央，即为此穴。

【功效】清热醒脑，理血消肿，祛风利湿，强健腰膝。

◦ 承山

【定位】在小腿后面正中，委中与昆仑（在踝区，外踝尖与跟腱之间的凹陷中）之间，当伸直小腿或足跟上提时腓肠肌肌腹下凹陷处。

【简便取穴】上提足跟，小腿后部腓肠肌止点处凹陷中，即为此穴。

【功效】理肠疗痔，舒筋活络。

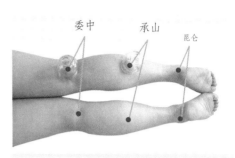

委中、承山

❗ 注意事项

（1）拔罐时要保持室内温度，避风寒，注意保暖。

（2）对于局部结节和条索可用三棱针挑刺后拔罐，放出少量瘀血，4~5天1次。

☺ 预防调护

（1）避免坐卧湿地，若涉水、淋雨或身劳汗出后即应换衣擦身，暑天湿热郁蒸时应避免夜宿室外或贪冷喜水。

（2）不要勉强举重，不做没有准备动作的暴力运动。练习太极拳等康复方法，勤洗热水澡。避免过劳，注意休息及背部保暖。

食疗小贴士

腰酸背痛者要重视含镁、Ω−3脂肪酸、维他命及蛋白酶等食物的食养食疗方法。

黄豆排骨汤：黄豆100克，排骨500克，加水3000毫升，加佐料同煮。食黄豆、排骨，喝汤，每日1次。适用于老年手足抽筋，腰背与腿膝酸痛的骨质疏松症，也可作为缺钙长期食用。

九 腰痛 拔罐法 腰背不再痛

腰痛是指因外感、内伤或挫闪导致腰部气血运行不畅，或失于濡养，引起腰脊或脊旁部位疼痛为主要症状的一种病证。根据其临床表现不同，有寒湿、瘀血之分。若腰部冷痛重着，转侧不利，逐渐加重，静卧病痛不减，遇寒加重者，为寒湿腰痛；若腰痛如刺，痛有定处，疼痛拒按，多有闪挫史者，为瘀血腰痛。

西医学中腰肌纤维炎、强直性脊柱炎、腰椎骨质增生、腰椎间盘突出、腰肌劳损等表现腰痛特征者，皆可参照本篇内容进行拔罐治疗。

1 留罐法 夹脊穴、肾俞、腰阳关、瘀血、次髎、委中

患者取俯伏坐位或俯卧位，选择大小适宜的火罐，用闪火法、贴棉法等方法，将罐拔于以下穴位，根据所拔罐的负压大小及患者的皮肤情况，留罐10~15分钟，同一部位拔罐隔日一次，7~10次为一疗程，两个疗程之间应间隔3~5天（或等罐斑痕迹消失）。

主穴 夹脊穴（排罐法）

○ 夹脊穴：第1胸椎至第5腰椎，各脊椎棘突下旁开0.5寸。

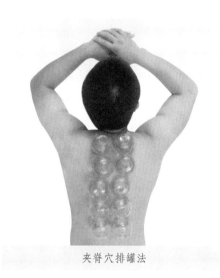

夹脊穴排罐法

配穴　寒湿加肾俞、腰阳关
　　　瘀血加次髎、委中

◦ 肾俞

【定位】在背部，当第2腰椎棘突下，旁开1.5寸。

【简便取穴】在背部，肚脐水平正对的后正中线上为第4腰椎，向上推数2个棘突，其下旁开2横指（食、中指）处，即为此穴。

【功效】益肾助阳，纳气利水，强腰聪耳。

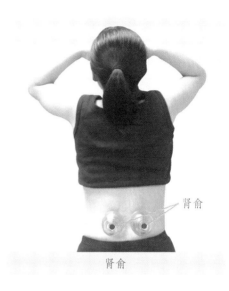

肾俞

◦ 腰阳关

【定位】在腰部，当后正中线上，第4腰椎棘下凹陷中。

【简便取穴】在背部，肚脐水平正对的后正中线上为第4腰椎，其下方凹陷中，即为此穴。

【功效】补益阳气，强壮腰肾。

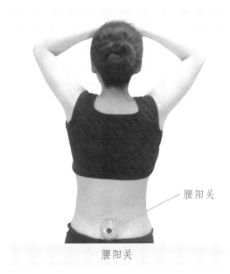

腰阳关

◦ 次髎

【定位】在骶部，当髂后上棘内下方，适对第2骶后孔处。

【简便取穴】俯卧，自髂嵴最高点向内下方循摸一高骨突起，即是髂后上棘，与之平齐，骶骨正中突起处是第1骶椎棘突，髂后上棘与第2骶椎棘突之间即第2骶后孔，即为此穴。

【功效】调理下焦，清利湿热。

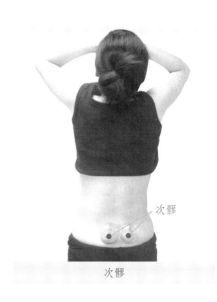

次髎

○ 委中

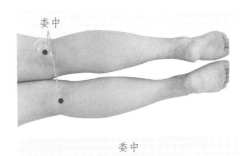

委中

【定位】在腘横纹中点，当股二头肌腱与半
腱肌肌腱的中间。

【简便取穴】腘窝中央，即为此穴。

【功效】清热醒脑，理血消肿，祛风利湿，
强健腰膝。

 ② 走罐法

　　患者取俯伏坐位，充分暴露腰部，在
腰部涂上适量的润滑油，根据病人的身体
胖瘦，选择适当大小的火罐，用闪火法将
罐拔在患者的腰部，然后沿腰部带脉及足
太阳膀胱经走行来回走罐多次，直到循行
线上的皮肤出现明显的痧斑为止，起罐后
将背部的润滑油擦拭干净，每周1~2次。

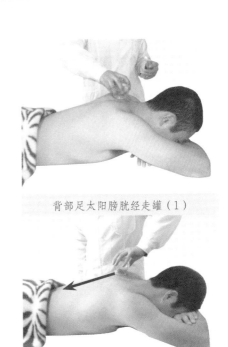

背部足太阳膀胱经走罐（1）

背部足太阳膀胱经走罐（2）

○ 足太阳膀胱经背部走行：在背部，后正
　中线左右旁开1.5寸、3寸直线上，共4
　条直线。
○ 带脉走行：起于两侧肋弓最低点，斜向
　下行到带脉穴（在侧腹部，当第11肋游
　离端下方垂线与脐水平线的交点上），绕
　身一周。

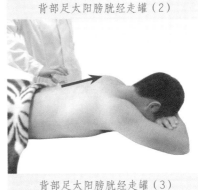

背部足太阳膀胱经走罐（3）

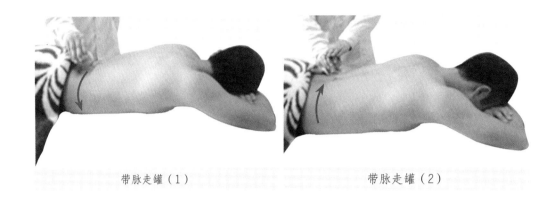

带脉走罐（1）　　　　　　　　　带脉走罐（2）

 注意事项

（1）拔罐时要保持室内温度，避风寒，注意保暖。

（2）治疗期间宜卧硬板床，纠正不良坐姿，勿使过度疲劳。

预防调护

（1）避免坐卧湿地，若涉水、淋雨或身劳汗出后即应换衣擦身保暖，暑天湿热郁蒸时应避免夜宿室外或贪冷喜水。

（2）不要勉强举重，不做没有准备动作的暴力运动。注意腰痛的护理，可作自我按摩，活动腰部，打太极拳，用热水洗澡。避免过劳，注意休息及腰部保暖。

（3）加强功能锻炼，节制房事，腰痛严重者可加腰托固定。

食疗小贴士

常用中药材有当归、杜仲、巴戟、牛膝等。食物可用羊肉、核桃、牛鞭等。

杜仲炝腰花：猪腰100克，杜仲15克，调料适量。猪腰去除杂质，洗净后切花刀；杜仲煎汁备用。锅中加水煮至将沸腾时，改小火，放入腰花煮至断生即捞出，放入杜仲汁内浸泡片刻；另备蘸料即可。可补肾壮阳。

十 扭伤 　拔罐法
让扭伤早恢复

扭伤是指肌肉、筋膜、韧带及小关节，因过度扭曲或牵拉所致的损伤，以局部疼痛剧烈，转侧困难为特点。根据其临床表现主要由用力过猛或突然转动所致，主要有急性、慢性之分。若扭伤发生24小时以内者，为急性扭伤；若扭伤超过24小时者，多有气血壅滞，为慢性扭伤。

西医学中急性腰扭伤、踝关节扭伤等表现扭伤特征者，皆可参照本篇内容进行拔罐治疗。

①　拔罐法　疼痛点、肾俞、腰阳关、三阴交、悬钟、太溪

取俯伏坐位或俯卧位，选择大小适宜的火罐，用闪火法、贴棉法等方法，将罐拔于以下穴位，根据所拔罐的负压大小及患者的皮肤情况，留罐10~15分钟，同一部位拔罐隔日一次，7~10次为一疗程，两个疗程之间应间隔3~5天（或等罐斑痕迹消失）。

主穴 　疼痛点

配穴 　腰扭伤加肾俞、腰阳关
踝扭伤加三阴交、悬钟、太溪

肾俞

【定位】在背部，当第2腰椎棘突下，旁开1.5寸。

【简便取穴】在背部，肚脐水平正对的后正中线上为第4腰椎，向上推数2个棘突，其下旁开2横指（食、中指）处，即为此穴。

【功效】益肾助阳，纳气利水，强腰聪耳。

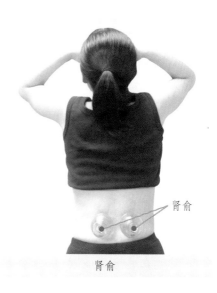

肾俞

肾俞

腰阳关

【定位】在腰部，当后正中线上，第4腰椎棘下凹陷中。

【简便取穴】在背部，肚脐水平正对的后正中线上为第4腰椎，其下方凹陷中，即为此穴。

【功效】补益阳气，强壮腰肾。

 注意事项

（1）拔罐时要保持室内温度，避风寒，注意保暖。

（2）治疗后不可过度活动，注意休息。

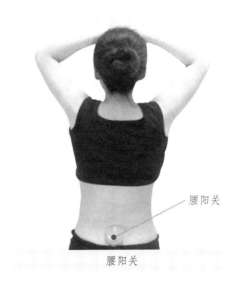

腰阳关

三阴交

【定位】在小腿内侧，当足内踝尖上3寸，胫骨内侧缘后方。

【简便取穴】正坐屈膝成直角，在小腿内侧，四指并拢，以小指下缘紧靠内踝尖上，食指上缘所在水平线与胫骨后缘交点处即为此穴。

【功效】健脾和胃，补益肝肾，调经止带。

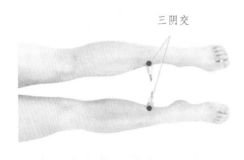

三阴交

悬钟

【定位】在小腿外侧，腓骨前缘，当外踝尖上3寸。

【简便取穴】正坐屈膝成直角，在小腿外侧，四指并拢，以小指下缘紧靠外踝尖上，食指上缘所在水平线与腓骨前缘交点处即为此穴。

【功效】疏肝益肾，强筋健骨。

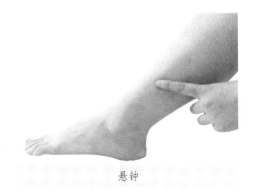

悬钟

○ 太溪

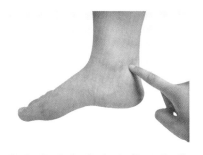

太溪

【定位】在足内侧，内踝后方，当内踝尖与跟腱间的凹陷处。

【简便取穴】在足跟内上侧，内踝后方，内踝尖与后正中跟腱之间的凹陷处即为此穴。

【功效】益肾纳气，培土生金。

预防调护

（1）注意日常生活保持正确的坐、卧、行体位，劳逸适度，避免跌仆闪挫。

（2）局部制动，必要时可行外固定。腰扭伤患者应卧硬板床，注意腰部保暖，防止腰部受寒。

食疗小贴士

可用丹参30克，延胡索15克，白芷10克。水煎2次，混合后分上、下午服，每日1剂。连服3日。年老体弱者，用量减半。

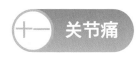

十一 关节痛
拔罐法
让大小关节不疼痛

关节痛是指因外感、内伤或挫闪导致关节气血运行不畅，或失于濡养，引起身体各关节疼痛为主要症状的一种病证。根据其临床表现不同，有寒湿、瘀血之分。若关节冷痛重者，转侧不利，逐渐加重，静卧病痛不减，遇寒加重者，为寒湿；若关节痛如针刺，痛有定处，疼痛拒按，多有闪挫史者，为瘀血。

西医学中风湿性关节炎、肱骨外上髁炎、肱骨内上髁炎、痛风等表现关节痛特征者，皆可参照本篇内容进行拔罐治疗。

1 **走罐法** 疼痛点、足三里、阳陵泉、委中、血海

患者取俯伏坐位或俯卧位，选择大小适宜的火罐，用闪火法、贴棉法等方法，将罐拔于关节痛点，根据所拔罐的负压大小及患者的皮肤情况，留罐10~15分钟，同一部位拔罐隔日一次，7~10次为一疗程，两个疗程之间应间隔3~5天（或等罐斑痕迹消失）。

主穴 疼痛点

配穴 寒湿加足三里、阳陵泉
瘀血加委中、血海

足三里

【定位】在小腿前外侧，当犊鼻（在膝前区，髌韧带外侧凹陷中）下3寸，距胫骨前缘1横指（中指）。

【简便取穴】在小腿前外侧，外膝眼下4横指，胫骨边缘1横指（中指）。

【功效】健脾和胃，调和气血，扶正培元，通经活血。

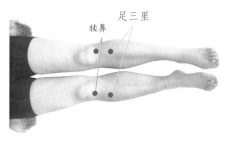

足三里

阳陵泉

【定位】在小腿外侧，当腓骨头前下方凹陷处。

【简便取穴】小腿外侧，膝盖外下方，以拇指指腹按于腓骨头，拇指向下斜指胫骨前脊，拇指尖所指之处即是此穴。

【功效】疏肝利胆，舒筋镇痉。

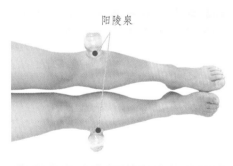

阳陵泉

阳陵泉

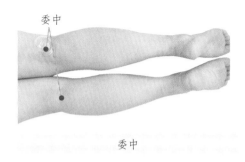

委中

委中

【定位】在腘横纹中点，当股二头肌腱与半腱肌肌腱的中间。

【简便取穴】腘窝中央，即为此穴。

【功效】清热醒脑，理血消肿，祛风利湿，强健腰膝。

血海

【定位】屈膝，在大腿内侧，髌底内侧端上2寸，当股四头肌内侧头的隆起处。

【简便取穴】屈膝，以左手掌放于右膝上，二至五指向上伸直，拇指与食指约成45°角斜置，拇指尖下即为此穴。

【功效】调经统血，健脾化湿。

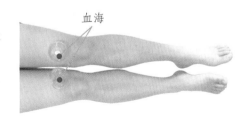

血海

血海

 注意事项

（1）拔罐时要保持室内温度，避风寒，注意保暖。

（2）治疗前应诊断明确，器质性病变应积极就医治疗。对于局部结节和条索可用三棱针挑刺后拔罐，放出少量瘀血，4~5天一次。

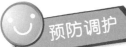

预防调护

（1）注意日常生活保持正确的坐、卧、行体位，劳逸适度，避免跌仆闪挫。

（2）局部制动，必要时可行外固定。

食疗小贴士

可用丹参30克，延胡索15克，白芷10克。水煎2次，混合后分上、下午服，每日1剂。连服3日。年老体弱者，用量减半。

第五节　皮肤科病证

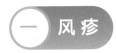

拔罐法
让你远离出疹子

风疹又称"风痧""痧子"等，是感受风疹时邪（风疹病毒），以轻度发热、咳嗽、全身皮肤出现细沙样玫瑰色斑丘疹、耳后及枕部淋巴结肿大为特征的一种急性出疹性传染病。本病一年四季均可发生，尤好发于春冬两季，可造成流行，1~5岁小儿多见。患病后可获得持久性免疫。孕妇在妊娠早期若患本病，风疹病毒可通过胎盘感染胎儿，使胎儿在子宫内感染，常可影响胚胎的正常发育，引起先天性心脏病、白内障、耳聋、脑发育障碍等疾病。根据其临床表现不同，有邪犯肺卫和邪入气营之分。邪犯肺卫属轻证，病在肺卫，以轻度发热、疹色淡红、分布均匀为特征；邪犯气营属重证，以壮热烦渴、疹色鲜红或紫暗、分布密集为特点，临床较少见。

留罐法　曲池、血海、膈俞、肺俞、足三里、合谷、三阴交

患者取仰卧位，用闪火法，将罐拔于所选穴位，留罐5~10分钟，起罐后再拔，连续3遍为治疗1次，以局部皮肤明显瘀血为佳，每日1次，3次为一个疗程。

主穴 ＼ 曲池、血海、膈俞

○曲池

【定位】在肘横纹外侧端，屈肘，当尺泽
　　（在肘区，肘横纹上，肱二头肌腱桡侧缘
　　凹陷中）与肱骨外上髁连线的中点。
【简便取穴】屈肘成直角时，肘横纹外侧端
　　的凹陷处即为此穴。
【功效】散风止痒，清热消肿。

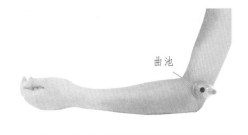

曲池

曲池

血海

【定位】屈膝，在大腿内侧，髌底内侧端上2寸，当股四头肌内侧头的隆起处。

【简便取穴】屈膝，以左手掌放于右膝上，二至五指向上伸直，拇指与食指约成45°角斜置，拇指尖下即为此穴。

【功效】调经统血，健脾化湿。

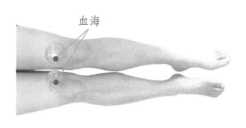

血海

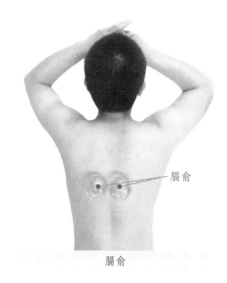

膈俞

膈俞

【定位】在背部，当第7胸椎棘突下，旁开1.5寸。

【简便取穴】在背部，与肩胛骨下缘平齐（即第7胸椎棘突下），旁开2横指（食、中指）处。

【功效】活血止血，宽胸降逆。

配穴 邪犯肺卫配肺俞、足三里
邪犯气营配合谷、三阴交

肺俞

【定位】在背部，当第3胸椎棘突下，旁开1.5寸。

【简便取穴】由大椎穴往下推3个椎骨即为第3胸椎，由此椎棘突下双侧旁开2横指（食、中指）处即是本穴。

【功效】宣肺平喘，化痰止咳，清热理气。

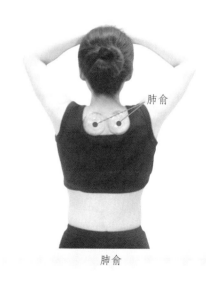

肺俞

○足三里

【定位】在小腿前外侧，当犊鼻（在膝前区，髌韧带外侧凹陷中）下3寸，距胫骨前缘1横指（中指）。

【简便取穴】在小腿前外侧，外膝眼下4横指，胫骨边缘1横指（中指）。

【功效】健脾和胃，调和气血，扶正培元，通经活血。

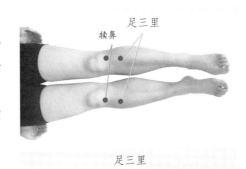

足三里

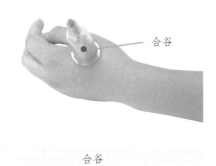

合谷

○合谷

【定位】在手背，第1、2掌骨之间，当第2掌骨桡侧的中点处。

【简便取穴】此穴在手背虎口附近，以一手的拇指第1个关节横纹正对另一手的虎口边，拇指屈曲按下，拇指尖所按之处即为此穴。

【功效】清泄邪热，助阳解表，行气活血，通调腑气。

○三阴交

【定位】在小腿内侧，当足内踝尖上3寸，胫骨内侧缘后方。

【简便取穴】正坐屈膝成直角，在小腿内侧，四指并拢，以小指下缘紧靠内踝尖上，食指上缘所在水平线与胫骨后缘交点处即为此穴。

【功效】健脾和胃，补益肝肾，调经止带。

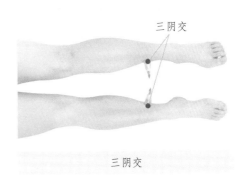

三阴交

注意事项

（1）拨罐疗法治疗本病效果较好，尤其对于轻症，疗效显著。

（2）对于用过大量激素和较顽固的重症患者，应查明病因，针对病因治疗，并坚持长期治疗方能见效。也可配合其他疗法综合治疗。

 预防调护

（1）本病在流行季节须积极防治。生活上应慎起居，适寒温，注意避风邪。

（2）注意锻炼，增强体质，以御外邪。

（3）发病期间忌食辛辣鱼腥发物，便秘者应保持大便通畅。

食疗小贴士

豆腐绿豆汤：用绿豆30克，豆腐30克，冰糖适量。将绿豆淘洗干净，放入锅中，加水适量，浸泡1小时后煮烂，加入豆腐，再煮20分钟，调入冰糖，使之融化即可。

二 痤疮 | 拔罐法 让你脸上毛孔更舒畅

面部痤疮是青壮年常见的一种皮肤疾患，也称"粉刺"，男性为多，其特点是颜面部发生散在的与毛囊一致的针头或米粒大小的红色丘疹、黑头丘疹或白头丘疹。若丘疹肿大，则顶出脓头，破出白色粉汁，多伴疼痛，消退后常可结疤。本病多发生于青春期。根据其临床表现不同，有脾胃湿热型和肝郁化热型。若过食肥甘厚味或辛辣刺激性食物，使脾胃内蕴湿热，或素体脾胃湿热内郁，湿热上冲而致面部痤疮属于脾胃湿热型；若因忧思恼怒导致肝气郁结，气血阻滞化热，上冲于颜面而致面部痤疮多属于肝郁化热。

本病可归属于中国医学的"肺风疮""面疮"等病证范畴。

1 留罐法 胸段背俞穴、大椎、至阳、脾俞、胃俞、心俞、肝俞

取适当体位，选择大小适宜的火罐，用闪火法，将罐拔于所选穴位，留罐10~15分钟，拔罐隔日一次，7~10次为一疗程，两个疗程之间应间隔3~5天（或等罐斑痕迹消失）。

主穴 胸段背俞穴、大椎、至阳

○ 胸段背俞穴：在背部，后正中线上1~12胸椎棘突下，左右旁开1.5寸。

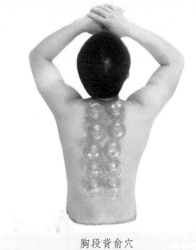

胸段背俞穴

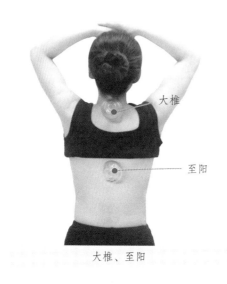

大椎、至阳

大椎

【定位】在后正中线上，第7颈椎棘突下凹陷中。

【简便取穴】略低头，颈部后正中线上，最突起处即为第7颈椎棘突，转动颈部，随之而动的棘突为第7颈椎棘突，其下方凹陷中即为此穴。

【功效】清热解表，截疟止痫。

至阳

【定位】在后正中线上，第7胸椎棘突下凹陷中。

【简便取穴】在背部，由平双肩胛骨下角划一水平线，与脊柱的交点之椎骨（第7胸椎），其棘突下缘处是穴。

【功效】利胆退黄，宽胸理气。

配穴 脾胃湿热配脾俞、胃俞
肝经郁热配心俞、肝俞

脾俞

【定位】在背部，当第11胸椎棘突下，旁开1.5寸。

【简便取穴】在背部，后背与肚脐中相对应处即为第2腰椎，由第2腰椎往上摸3个椎体，即为第11胸椎，由其棘突下旁开2横指（食、中指）处即是本穴。

【功效】健脾和胃，理中降逆。

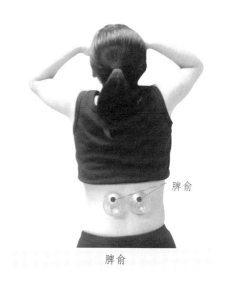

脾俞

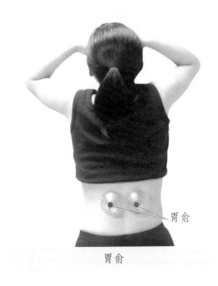

胃俞

胃俞

【定位】在背部，当第12胸椎棘突下，旁开1.5寸。

【简便取穴】在背部，后背与肚脐中相对应处即为第2腰椎，由第2腰椎往上摸2个椎体，即第12胸椎，其棘突下缘旁开约2横指（食、中指）处是穴。

【功效】健脾和胃，理中降逆。

心俞

【定位】在背部，当第5胸椎棘突下，旁开1.5寸。

【简便取穴】在背部，先找到平双肩胛骨下角之椎骨，即第7胸椎。然后往上推2个椎骨，即第5胸椎棘突下缘，旁开约2横指（食、中指）处是穴。

【功效】宽胸降气，宁心止痛。

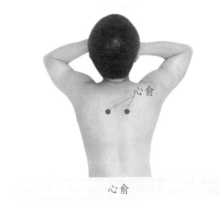

心俞

心俞

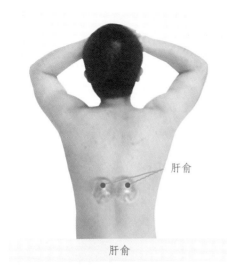

肝俞

肝俞

肝俞

【定位】在背部，当第9胸椎棘突下，旁开1.5寸。

【简便取穴】在背部，由平双肩胛骨下角之椎骨（第7胸椎），往下推2个椎骨，即第9胸椎棘突下缘，旁开约2横指（食、中指）处是穴。

【功效】清热化湿，疏肝利胆。

走罐法

患者俯卧位，先将背部涂适量的润滑剂，选择适当大小的火罐，用闪火法将罐吸拔于背部，然后沿着膀胱经和督脉轻轻地推拉火罐，至皮肤出现明显的血痕为止，起罐后擦净皮肤上的润滑剂，每周1~2次，8~10次为一疗程。

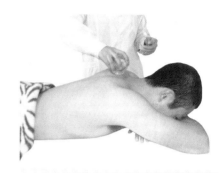

足太阳膀胱经及督脉走罐（1）

- 足太阳膀胱经背部走行：在背部，后正中线左右旁开1.5寸、3寸直线上，共4条直线。
- 督脉背部走行：在背部，当后正中线上。

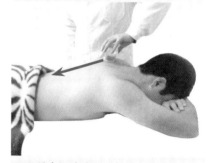

足太阳膀胱经及督脉走罐（2）

 注意事项

（1）拔罐治疗面部痤疮效果较好，但患者必须坚持治疗1~2个疗程才能收到较满意的效果。

（2）在治疗过程中，患者应禁食肥甘厚味和辛辣刺激性食物，切忌挤压尚未成熟之痤疮，忌用刺激性强的香皂洗脸。

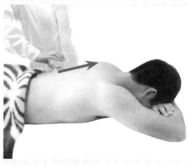

足太阳膀胱经及督脉走罐（3）

预防调护

（1）切忌使用化妆品等对皮肤有刺激性的物质。

（2）精神、心理因素很重要：不要悲观，要乐观自信，坚持积极、合理的治疗。

（3）饮食方面：要注意"四少一适当"，即少吃辛辣食物，少吃油腻食物，少吃甜食，少吃"发物"，适当吃凉性蔬菜、水果。

（4）生活方面：最好不吸烟，不饮酒及浓茶等，活动性、炎症性痤疮（如脓疮）患者要少晒太阳，避免风沙，避免在太冷、太热、太潮湿场所久居。

食疗小贴士

多吃含维生素A丰富的食物，如金针菜、韭菜、胡萝卜、菠菜、牛奶等；多吃些含维生素B_2丰富的食物，如奶类、蛋类和绿叶蔬菜等；多吃含维生素B_6丰富的食物，如蛋黄、奶类、干酵母、谷麦胚芽、鱼类和蔬菜（胡萝卜、菠菜、香菇）；多吃含锌丰富的食物，如瘦肉、奶类、蛋类等；多吃清热解毒的食物，如瘦猪肉、蘑菇、银耳、黑木耳、芹菜、苦瓜、黄瓜、冬瓜、茭白、绿豆芽、黄豆、豆腐、莲藕、西瓜、梨等。

三 带状疱疹 拔罐法 带你远离疱疹疼痛

带状疱疹是一种皮肤上突发红斑水疱成簇分布，累累如串珠，痛如火燎的皮肤病，因其分布如带状，故称带状疱疹。本病以春秋二季、单侧发病多见。根据其临床表现不同，有热盛型、湿盛型、气滞血瘀型之分。若局部皮损鲜红，疱壁紧张，灼热刺痛多为热盛型；若皮肤颜色较淡，疱壁松弛，疼痛略轻多为湿盛型；若皮疹消退后局部疼痛不止多为气滞血瘀型。

西医学中感染带状疱疹病毒及中医学中称为缠腰火丹（又名蛇串疮、火带疮、蛇缠疮等）者，皆可参照本篇内容进行拔罐治疗。

留罐法 疱疹局部、大椎、至阳、脾俞、足三里、血海、膈俞

依据疱疹部位选取体位，选择大小适宜的火罐，用闪火法先在皮肤破损两端拔罐，然后沿着带状分布将火罐依次拔在疱疹集聚处，留罐10~15分钟，拔罐隔日一次，7~10次为一疗程，两个疗程之间应间隔3~5天（或等罐斑痕迹消失）。

主穴 疱疹局部

配穴 热盛型配大椎、至阳；湿盛型配脾俞、足三里；气滞血瘀型配血海、膈俞

大椎

【定位】在后正中线上，第7颈椎棘突下凹陷中。

【简便取穴】略低头，颈部后正中线上，最突起处即为第7颈椎棘突，转动颈部，随之而动的棘突为第7颈椎棘突，其下方凹陷中即为此穴。

【功效】清热解表，截疟止痛。

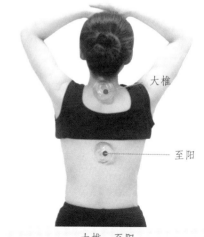

大椎、至阳

○ 至阳

【定位】在后正中线上，第7胸椎棘突下凹
陷中。

【简便取穴】在背部，由平双肩胛骨下角划
一水平线，与脊柱的交点之椎骨（第7胸
椎），其棘突下缘处是穴。

【功效】利胆退黄，宽胸理气。

○ 脾俞

【定位】在背部，当第11胸椎棘突下，旁开
1.5寸。

【简便取穴】在背部，先找到后背与肚脐中
相对应处即第2腰椎，由第2腰椎往上摸3
个椎体，即第11胸椎，其棘突下缘旁开约2
横指（食、中指）处是穴。

【功效】健脾和胃，理中降逆。

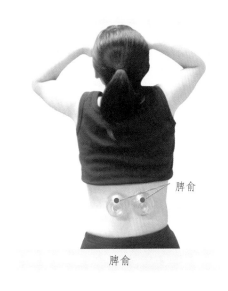

脾俞

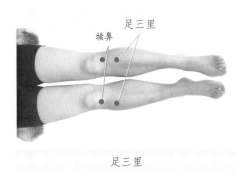

足三里

○ 血海

【定位】屈膝，在大腿内侧，髌底内侧端上
2寸，当股四头肌内侧头的隆起处。

【简便取穴】屈膝，以左手掌放于右膝上，
二至五指向上伸直，拇指与食指约成45°
角斜置，拇指尖下即为此穴。

【功效】调经统血，健脾化湿。

○ 足三里

【定位】在小腿前外侧，当犊鼻（在膝前
区，髌韧带外侧凹陷中）下3寸，距胫骨前
缘1横指（中指）。

【简便取穴】在小腿前外侧，外膝眼下4横
指，胫骨边缘1横指（中指）。

【功效】健脾和胃，调和气血，扶正培元，
通经活血。

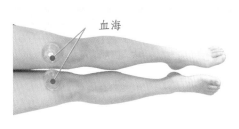

血海

膈俞

【定位】在背部，当第7胸椎棘突下，旁开
1.5寸。

【简便取穴】在背部，与肩胛骨下缘平齐
（即第7胸椎棘突下），旁开2横指（食、
中指）处。

【功效】活血止血，宽胸降逆。

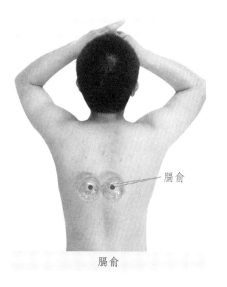

膈俞

注意事项

（1）拔罐时要保持室内温度，在拔罐期间
要注意保暖，起罐后要立即穿好衣服。

（2）治疗本病，火罐吸附力略强，疗效才
比较好。

（3）忌食辛辣、油腻、鱼虾等发物。

预防调护

（1）增强体质，提高抗病能力。应坚持适当的户外活动或参加体育运动，以提
高机体抵御疾病的能力。

（2）预防感染。应预防各种疾病的感染，尤其是在春秋季节，寒暖交替，要适时
增减衣服，避免受寒引起上呼吸道感染。

（3）避免接触毒性物质。尽量避免接触化学品及毒性药物，以防伤害皮肤，影响
身体健康。

食疗小贴士

菱角粥：用粳米100克，菱角500克，红糖100克。将菱角煮熟去壳取肉，切碎。粳米洗
净加水煮至米粒开花时，放菱角，共煮成稠粥，加红糖调味，早餐食。

第六节　五官科病证

 睑腺炎（麦粒肿） **拔罐法
让眼睑不再肿痛**

睑腺炎，又名麦粒肿，是皮脂腺受感染而引起的一种急性化脓性炎症。以眼睑局部红肿热痛为其主要临床表现。主要是由于心火上炎，或脾胃蕴热，又复外感风热，积热与外风相搏，火热结聚，气血瘀阻，而致眼睑红肿化脓。

中医学称之为"针眼""眼丹"等。

留罐法 大椎、太阳、委中、阳白、印堂

取俯伏坐位或俯卧位，选择大小适宜的火罐，用闪火法，将罐拔于所选穴位，留罐5~10分钟，每日1次，3次为一个疗程。

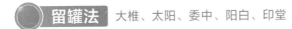

主穴　大椎、太阳

○ 大椎

【定位】在后正中线上，第7颈椎棘突下凹陷中。

【简便取穴】略低头，颈部后正中线上，最突起处即为第7颈椎棘突，转动颈部，随之而动的棘突为第7颈椎棘突，其下方凹陷中即为此穴。

【功效】清热解表，截疟止痛。

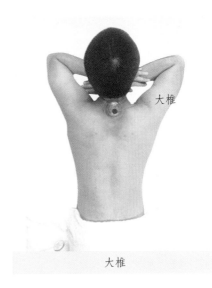

大椎

太阳

【定位】正坐或侧伏坐位，在颞部，当眉梢与目外眦之间，向后约1横指的凹陷处。

【简便取穴】在头颞部，于眉梢与外眼角之间，外眼角外方，外侧眼眶上凹陷处即为此穴。

【功效】清肝明目，通络止痛。

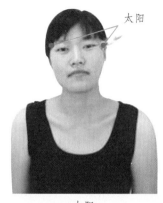

太阳

配穴　委中、阳白、印堂

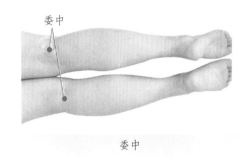

委中

委中

【定位】在腘横纹中点，当股二头肌腱与半腱肌腱的中间

【简便取穴】在腿部，俯卧位，屈膝，当腘横纹中点取穴。

【功效】清热醒脑，理血消肿，祛风利湿，强健腰膝。

阳白

【定位】在前额部，当瞳孔直上，眉上1寸。

【简便取穴】正坐或仰卧位，眼向前平视，瞳孔直上，眉毛上1横指处，即为本穴。

【功效】疏风清热，清利头目。

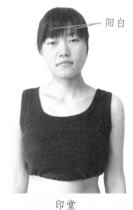

印堂

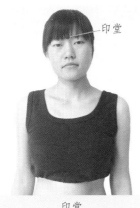

印堂

○印堂

【定位】在头部，两眉毛内侧端中间的凹陷中。

【简便取穴】头部两眉头凹陷连线的中点。

【功效】清头明目，通鼻开窍。

 注意事项

（1）拔罐时要保持室内温度，在拔罐期间要注意保暖，起罐后要立即穿好衣服。

（2）治疗本病，火罐吸附力略强，疗效才比较好。

（3）忌食辛辣、油腻、鱼虾等发物。

预防调护

（1）增强体质，提高抗病能力。应坚持适当的户外活动或参加体育运动，以提高机体抵御疾病的能力。

（2）预防感染。

（3）避免接触毒性物质。

食疗小贴士

菱角粥：用粳米100克，菱角500克，红糖100克。将菱角煮熟去壳取肉，切碎。粳米洗净加水煮至米粒开花时，放菱角，共煮成稠粥，加红糖调味，早餐食。

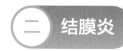

二 结膜炎 拔罐法
让你远离结膜红痒痛

急性结膜炎俗称"红眼病"，是由细菌感染而引起的急性传染性眼病。可通过各种接触途径，如手、手帕、公共脸盆、理发工具等传播，多在春秋季节流行。多为风热邪毒上攻于目，而致经脉痹阻，气滞血瘀而成。

本病可归属于中医学的"天性赤眼"等病证范畴。

留罐法 大椎、太阳、心俞、肝俞

患者取坐位，选择大小适宜的火罐，用闪火法，将罐拔于以下穴位，留罐5~10分钟，每日1次，3日为一个疗程。

主穴 大椎、太阳

大椎

【定位】在后正中线上，第7颈椎棘突下凹陷中。

【简便取穴】略低头，颈部后正中线上，最突起处即为第7颈椎棘突，转动颈部，随之而动的棘突为第7颈椎棘突，其下方凹陷中即为此穴。

【功效】清热解表，截疟止痛。

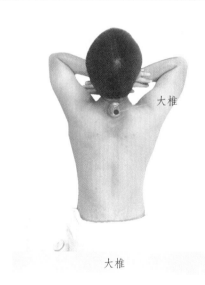

大椎

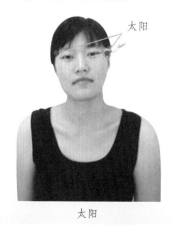

太阳

太阳

【定位】正坐或侧伏坐位，在颞部，当眉梢与目外眦之间，向后约1横指的凹陷处。

【简便取穴】在头颞部，于眉梢与外眼角之间，外眼角外方，外侧眼眶上凹陷处即为此穴。

【功效】清肝明目，通络止痛。

配穴 心俞、肝俞

○ 心俞

【定位】在背部，当第5胸椎棘突下，旁开
1.5寸。

【简便取穴】在背部，先找到平双肩胛骨
下角之椎骨，即第7胸椎。然后往上推2个
椎骨，即第5胸椎棘突下缘，旁开约2横指
（食、中指）处是穴。

【功效】宽胸降气，宁心止痛。

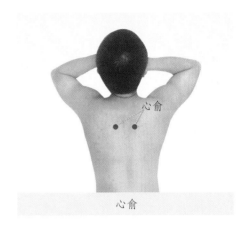

心俞

○ 肝俞

【定位】在背部，当第9胸椎棘突下，旁开
1.5寸。

【简便取穴】在背部，由平双肩胛骨下角之
椎骨（第7胸椎），往下推2个椎骨，即第9
胸椎棘突下缘，旁开约2横指（食、中指）
处是穴。

【功效】清热化湿，疏肝利胆。

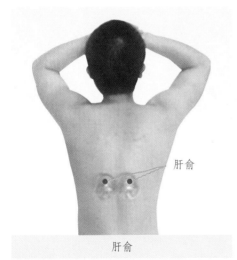

肝俞

注意事项

（1）本病具有传染性、流行性，患者用过的器具，要严格消毒，防止交互感染。

（2）饮食宜清淡，忌辛辣、发物等，多饮水，注意休息。

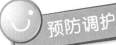

（1）如果发现红眼病，应及时隔离，所有用具应单独使用，最好能洗净晒干后再用。

（2）要注意手的卫生。要养成勤洗手的好习惯，不要用脏手揉眼睛，要勤剪指甲。

（3）患病时除积极治疗外，应少到公共场所活动，不共用毛巾、脸盆等。

食疗小贴士

补充维生素A和维生素C；忌酒；忌食辛辣之品；忌腥膻发物；忌食生姜。

猪油炒苦瓜：苦瓜250克，猪油、葱、姜、盐各适量。将苦瓜洗净，剖成两片，去内瓤，切成丝。把锅烧热，放入猪油，烧至油九成热时，将苦瓜倒入，加葱、姜、盐，爆炒至熟即成。

三 咽喉肿痛 拔罐法 让你喉咙更轻松

咽喉肿痛是五官科常见的疾病，以咽部红肿疼痛，或干燥，异物感，咽痒不适，吞咽不利等为主要表现。本病一年四季均可发生，尤好发于春秋两季。根据其临床表现不同，有急性和慢性之分。由于外感风热邪毒，熏灼肺系，或肺胃二经郁热上扰而致，属实热证，多为急性；也有因肾阴亏耗，阴液不能上润咽喉，虚火上炎而引起，属虚热证，多为慢性。

西医学中咽喉肿痛，急、慢性扁桃体炎，急、慢性咽峡炎，单纯性喉炎，扁桃体周围脓肿等疾病及中医学中称喉痹者，皆可参照本篇内容进行拔罐治疗。

1 留罐法 大椎、肺俞、太阳、胸段背俞穴

取俯伏坐位，用闪火法、贴棉法等方法，将罐拔于所选穴位，留罐5~10分钟，每日1次，5次为一个疗程。

主穴 大椎、肺俞

○ 大椎

【定位】在后正中线上，第7颈椎棘突下凹陷中。

【简便取穴】略低头，颈部后正中线上，最突起处即为第7颈椎棘突，转动颈部，随之而动的棘突为第7颈椎棘突，其下方凹陷中即为此穴。

【功效】清热解表，截疟止痫。

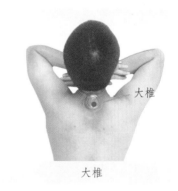

大椎

○ 肺俞

【定位】在背部，当第3胸椎棘突下，旁开1.5寸。

【简便取穴】在背部，大椎穴（第7颈椎棘突下）往下推3个椎骨，即第3胸椎，其下缘旁开约2横指（食、中指）处是穴。

【功效】宣肺平喘，化痰止咳，清热理气。

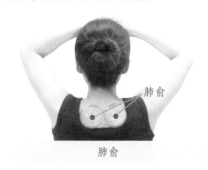

肺俞

配穴 实热型配太阳
虚热型配胸段背俞穴

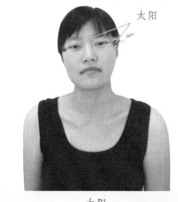

太阳

太阳

○ 太阳

【定位】正坐或侧伏坐位，在颞部，当眉梢
与目外眦之间，向后约1横指的凹陷处。

【简便取穴】在头颞部，于眉梢与外眼角之
间，外眼角外方，外侧眼眶上凹陷处即为
此穴。

【功效】清肝明目，通络止痛。

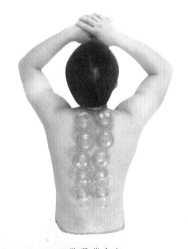

胸段背俞穴

○ 胸段背俞穴：在背部，膀胱经络上，
后正中线上，1~12胸椎棘突下左右
旁开1.5寸。

② 走罐法

取俯卧位，充分暴露背部，在背部涂适量的润滑油，选择大小适宜的火罐，用闪火
法将罐吸拔于背部，然后沿着膀胱经和督脉的穴位轻轻地推拉火罐，起罐后擦净皮肤上
的油迹。每周治疗1次，2次为一疗程。本法适用于治疗各种急、慢性咽喉疾病。

注意事项

在治疗期间，患者应忌食辛辣刺激性食物及戒烟酒等。

○ 足太阳膀胱经背部走行：在背部，后正中线左右旁开1.5寸、3寸直线上，共4条直线。
○ 督脉背部走行：在背部，当后正中线上。

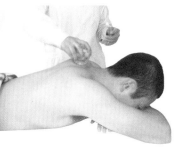

足太阳膀胱经和督脉走罐（1）

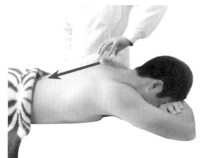

足太阳膀胱经和督脉走罐（2）

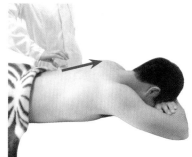

足太阳膀胱经和督脉走罐（3）

预防调护

（1）本病在易上火季节须积极防治。生活上应慎起居，适寒温，在冬春之际尤当注意防寒保暖，盛夏亦不可贪凉露宿。

（2）注意减少发音，多食水果，多饮水。

食疗小贴士

冰糖木蝴蝶饮：木蝴蝶3克，用剪刀剪碎，冰糖适量放入瓷杯中，以沸水冲泡，温浸10分钟。代茶频饮，可治疗慢性咽炎、喉炎。

附录　常见病拔罐取穴索引

病名	穴位-拔罐	页码
	第一节　内科病证	
感冒	主穴：大椎、风门、身柱 配穴：风热——曲池 风寒——肺俞	38
咳嗽	主穴：肺俞、大椎、身柱 配穴：风热——曲池 风寒——外关、孔最	41
哮喘	主穴：肺俞、定喘 配穴：寒邪束肺——风门 痰热遏肺——丰隆、尺泽	45
头痛	主穴：印堂、太阳、合谷 配穴：肝阳上亢——太冲、肝俞 痰浊上扰——丰隆、中脘	48
眩晕	主穴：肝俞、太阳、印堂 配穴：肝阳上亢——太冲、肾俞、三阴交 气血亏虚——足三里、气海、膈俞	52
面瘫	主穴：四白、颊车、地仓 配穴：风寒——合谷、肺俞 风热——曲池、大椎	56
呃逆	主穴：膈俞、内关、足三里 配穴：畏寒气逆——梁门、气海 胃阴不足——胃俞、三阴交	59
呕吐	主穴：内关、胃俞、中脘、足三里 配穴：伤食呕吐——下脘、天枢 肝气犯胃——肝俞、阳陵泉、梁丘	63

续表

病名	穴位－拔罐	页码
胃痛	主穴：足三里、中脘、胃俞、脾俞、内关 配穴：痛甚——梁丘 　　　饮食伤胃——天枢	67
腹痛	主穴：大肠俞、足三里、天枢 配穴：寒证——中脘、大横 　　　食滞——下脘、梁门	72
泄泻	主穴：脾俞、天枢、大肠俞、足三里 配穴：寒湿困脾——上巨虚、关元 　　　肠腑湿热——曲池、下脘	76
痢疾	主穴：天枢、上巨虚、足三里 配穴：寒湿痢——中脘、气海、神阙 　　　湿热痢——大肠俞、曲池	80
便秘	主穴：大肠俞、天枢 配穴：肠道实热——曲池、合谷、上巨虚 　　　脾虚气弱——大横、腹结、气海	84
癃闭	主穴：腰骶部 配穴：湿热下注——膀胱俞、阴陵泉、三阴交 　　　肝郁气滞——太冲	88
阳痿	主穴：腰骶部 配穴：命门火衰——命门、三阴交 　　　心脾两虚——心俞、脾俞、足三里	91
失眠	主穴：心俞、脾俞、内关 配穴：阴虚火旺——太溪 　　　心虚胆怯——胆俞	94
痹症	主穴：曲池、肩髃、阳陵泉 配穴：行痹——风门、膈俞 　　　痛痹——肾俞、关元	98
肥胖症	穴位：①中脘、天枢、足三里、阴陵泉 　　　②大横、气海、丰隆、三阴交	102

续表

病名	穴位－拔罐	页码
第二节　妇科病证		
月经不调	主穴：三阴交、血海 配穴：气不摄血——脾俞、气海、足三里 　　　血寒凝滞——命门、膈俞	106
痛经	主穴：关元、归来 配穴：寒凝血瘀——肾俞 　　　气滞血瘀——气海、肝俞	109
带下病	主穴：带脉、次髎 配穴：湿热——大椎、阴陵泉、三阴交 　　　寒湿——肾俞、足三里、阳陵泉	113
产后缺乳	主穴：乳根、足三里 配穴：肝郁气滞——肝俞、胃俞 　　　痰浊阻滞——胃俞、丰隆、阴陵泉	117
更年期综合征	主穴：肾俞、关元、三阴交、肝俞 配穴：肝肾阴虚——太溪、神门 　　　肾阳亏虚——命门、心俞	121
子宫脱垂（阴挺）	主穴：气海、关元、归来 配穴：气虚——中极 　　　肾虚——肾俞	125
第三节　儿科病证		
痄腮	主穴：大椎、颊车 配穴：邪犯少阳——肺俞、心俞 　　　热毒蕴结——肝俞、胆俞	128
百日咳	主穴：大椎、风门、肺俞 配穴：邪犯肺卫——身柱、脾俞 　　　痰火阻肺——胃俞、丰隆	132
厌食	主穴：脾俞　胃俞　中脘 配穴：脾失健运——神阙 　　　肝郁气滞——肝俞	136

续表

病名	穴位－拔罐	页码
遗尿	主穴：关元、三阴交 配穴：肾气不足——肾俞 肝经郁热——肝俞、阴陵泉	139
小儿泄泻	主穴：神阙、中脘 配穴：风寒——脾俞、肾俞 伤食——胃俞、天枢	142
第四节　外科病证		
痈证	主穴：足三里、三阴交 配穴：大椎、曲池	146
疖肿	主穴：足三里、三阴交 配穴：实证——大椎 虚证——关元	149
乳痈	主穴：乳根 配穴：气滞热壅——肝俞、委中 热毒炽盛——大椎、肩井	152
痔疮	主穴：大肠俞、次髎 配穴：气滞血瘀——血海、天枢 脾虚气陷——关元、气海	156
落枕	主穴：肩中俞、肩外俞 配穴：肩井、天宗	160
颈椎病	主穴：颈部夹脊穴 配穴：上肢麻木——肩髃、曲池 心慌心悸——内关、足三里	163
肩臂痛	主穴：肩髃、肩贞 配穴：寒湿——外关、天宗 瘀血——曲池、臂臑	167
背痛	主穴：夹脊穴 配穴：寒湿——足三里、阳陵泉 瘀血——委中、承山	170

续表

病名	穴位－拔罐	页码
腰痛	主穴：夹脊穴 配穴：寒湿——肾俞、腰阳关 瘀血——次髎、委中	173
扭伤	主穴：疼痛点 配穴：腰部扭伤——肾俞、腰阳关 踝部扭伤——三阴交、悬钟、太溪	177
关节痛	主穴：疼痛点 配穴：寒湿——足三里、阳陵泉 瘀血——委中、血海	180
第五节　皮肤科病证		
风疹	主穴：曲池、血海、膈俞 配穴：邪犯肺卫——肺俞、足三里 邪犯气营——合谷、三阴交	183
痤疮	主穴：胸段背俞穴、大椎、至阳 配穴：脾胃湿热——脾俞、胃俞 肝经郁热——心俞、肝俞	187
带状疱疹	主穴：疱疹局部 配穴：热盛型——大椎、至阳 湿盛型——脾俞、足三里 气滞血瘀——血海、膈俞	192
第六节　五官科病证		
睑腺炎（麦粒肿）	主穴：大椎、太阳 配穴：委中、阳白、印堂	195
结膜炎	主穴：大椎、太阳 配穴：心俞、肝俞	198
咽喉肿痛	主穴：大椎、肺俞 配穴：实热——太阳 虚热——胸段背俞穴	201